RECHERCHES

SUR

LE SIÉGE ET LA NATURE

DES TEIGNES.

Le Siége des Teignes est une question qui a beaucoup d'intérêt pour les pathologistes. . . . . .

Il faut en convenir ; l'Anatomie pathologique a peu découvert, relativement au mode précis d'altération que doivent subir les divers tissus de la peau, le tissu cellulaire, les glandes, les nerfs, etc., dans les différentes espèces de Teigne ; il est à désirer qu'on se livre à des recherches plus étendues et plus soigneusement exécutées.

ALIBERT, *Précis théorique et pratique sur les maladies de la peau.*

IMPRIMERIE DE J. TASTU,

RUE DE VAUGIRARD, N° 36.

RECHERCHES

SUR

LE SIÉGE ET LA NATURE

DES

TEIGNES

PAR

M. MAHON JEUNE,

CHARGÉ, AVEC SON FRÈRE, DU TRAITEMENT SPÉCIAL DE CES AFFECTIONS DANS LES HÔPITAUX DE PARIS, LYON, ROUEN, DIEPPE, ELBEUF ET LOUVIERS.

AVEC CINQ PLANCHES COLORIÉES.

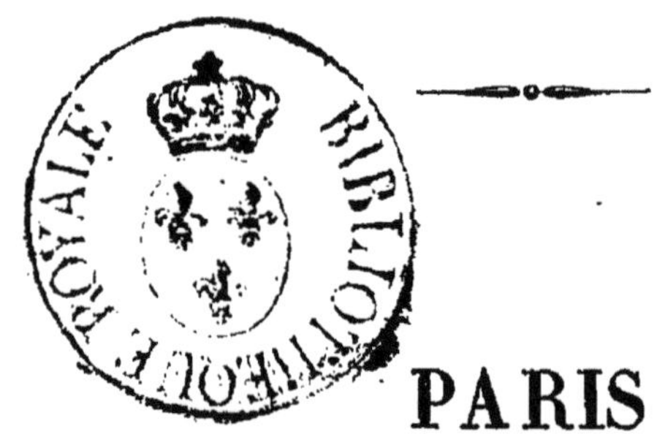

PARIS

CHEZ J.-B. BAILLIÈRE, LIBRAIRE
De l'Académie Royale de Médecine,
RUE DE L'ÉCOLE-DE-MÉDECINE, N. 13 BIS;

ET CHEZ L'AUTEUR, RUE DU PAS-DE-LA-MULE, N. 2;

A LONDRES, CHEZ J.-B. BAILLIÈRE, 3. BEDFORD-STREET, BEDFORD-SQUARE;

A BRUXELLES, AU DÉPÔT DE LA LIBRAIRIE MÉDICALE FRANÇAISE.

1829

PRÉFACE.

La pathologie cutanée était presque restée stationnaire; elle n'avait cessé d'être placée sous l'influence des anciennes routines; la science a dû diriger sur elle tous ses efforts, et elle a, de nos jours, obtenu des succès éclatans. L'importance des moindres faits qui se rattachent à des connaissances encore imparfaites, a porté un grand nombre de personnes à nous exhorter à publier ce qu'une longue pratique a pu nous révéler sur un groupe qui fait partie de la famille nombreuse des maladies de la peau. Une défiance trop bien fondée de nous-même nous a retenu dans le silence; mais enfin nous nous sommes laissé enhardir par l'espoir d'être utile et par le désir de rendre moins imparfait que possible l'accomplissement de notre tâche.

L'administration des hôpitaux de Paris, en daignant nous confier le traitement spécial des exanthèmes teigneux, nous a offert la possibilité de recueillir des observations mille fois répétées; il y aurait ingratitude de notre part à ne pas rendre publiques les vérités qu'elles servent à démontrer. Les établissemens de cette nature doivent être doublement utiles à l'humanité, en prodiguant des secours aux malades et en facilitant les progrès de la science.

Les hôpitaux de Lyon, de Rouen, de Dieppe, d'Elbeuf et de Louviers, ont imité ceux de Paris. Que leurs administrateurs reçoivent les bénédictions des infortunés que leur zèle nous a donné l'occasion de guérir! Nous avons assez souvent entendu sortir de leur bouche les expressions de la reconnaissance, pour nous croire autorisé à nous porter leur interprète.

Après avoir passé une partie de notre vie à secourir ceux qui étaient en proie à des affections assez généralement peu connues, nous avons pensé qu'en cherchant à déterminer leur nature respective, nous contribuerions puissamment à diminuer à l'avenir leurs ravages et leurs dangers. Si nos efforts nous ont quelquefois conduit près de la vérité, ce résultat sera certain, et le succès de notre pratique nous porte à l'espérer. L'expérience nous a servi de guide. Qu'aurions-nous pu dire si nous n'avions pu l'acquérir? Nous devons donc tout à la bienveillance qui nous a accueillis, et nous ne croyons pas pouvoir mieux y répondre que par l'accomplissement de tout notre devoir.

Des obstacles, des difficultés sans nombre auraient pu nous arrêter aux premiers pas de la carrière; des hommes célèbres, avides des progrès de la science et du soulagement des malheureux, se sont empressés de les aplanir. Le temps n'a pu effacer de notre mémoire ce qu'ils ont fait pour nous : qu'ils daignent recevoir avec bonté la même expression de la même reconnaissance!

M. Alibert, M. Richerand, ont eu depuis des imitateurs, et nous avons trouvé la même bienveillance chez tous les médecins avec qui nous avons eu des rapports. MM. Biett, Guersent, Jadelot; M. Fautrel, qui est chargé spécialement du traitement qui nous est confié, nous ont rendu agréable une route sur laquelle l'envie a plus d'une fois jeté des entraves.

Les hommes d'un vrai mérite se ressemblent partout et ils commandent les mêmes sentimens. Nous avons été favorisés et appuyés avec le même zèle à Lyon par M. Richard de Nancy, chirurgien en chef de la Charité; à Rouen par MM. Flobert, Roussel, Blanche et Hellis; à Dieppe par M. Morel et M. François, qu'une mort inattendue vient d'enlever à une nombreuse et intéressante famille, et à l'affection de tous ses compatriotes; à Elbeuf par M. Compan; à Louviers par M. Goubert.

Pourrions-nous ne pas saisir l'occasion

de rendre un hommage public aux femmes pieuses qui consacrent leur vie entière au soulagement des misères humaines? Ce sont elles qui, depuis un temps immémorial, soignent avec la plus admirable patience ces maladies hideuses que l'art avait lui-même abandonnées. Combien de fois nous les avons entendues s'applaudir de n'être plus forcées de recourir à un traitement barbare! et celui qui lui est substitué a dû une grande partie de son efficacité, dans les hôpitaux où notre présence ne peut être assidue, à l'exactitude qu'elles mettent à faire tout ce qu'il exige. Qu'elles reçoivent donc ici les bénédictions des malheureux qu'elles ont soignés avec tant de douceur, et qu'il soit permis à ceux qu'elles ont aidés dans de pénibles travaux, de mêler leurs voix à un hommage aussi pur.

En rappelant à tous ceux que nous venons de citer ce qu'ils ont fait pour nous, ils doivent sentir que sans leur bienveillance nous aurions manqué de courage au milieu d'occupations si multipliées et de voyages fatigans; ils nous ont rendus assez forts pour ne pas nous arrêter. Puissent-ils trouver à ne pas se repentir de la protection qu'ils nous ont accordée, en songeant que c'est à eux que nous devons d'avoir acquis assez d'expérience pour constater quelques vérités dont la publication ne sera pas inutile dans l'intérêt de la science et de l'humanité !

INTRODUCTION.

On a senti, de nos jours, toute l'importance que devait avoir l'étude des maladies cutanées, et des pathologistes habiles ont su lui donner une impulsion salutaire. En portant le flambeau de la méthode au sein d'une matière qui leur avait été léguée enveloppée de ténèbres, ils ont découvert combien était peu profonde la connaissance de ces affections qui se révèlent par des efflorescences qui sont exposées à tous les genres d'exploration, et sur la nature desquelles on était porté à croire que le temps n'avait laissé aucun voile. Il n'en est rien pourtant; la plupart des altérations de l'organe tégumentaire réclament encore de nouvelles recherches auxquelles il est enfin devenu possible de se livrer, depuis que des descriptions exactes sont devenues des guides sûrs au milieu du labyrinthe formé par leur multitude et la variété de leurs apparences.

Il ne fallait pas espérer de voir détruire en un jour les obstacles qui s'opposaient à la manifestation de la vérité tout entière; c'était déjà beaucoup d'avoir rendu praticable le chemin qui doit conduire à elle; la science doit être assez fière de ce premier succès pour ne pas rougir de ce qui lui reste à faire. La médiocrité seule se garde d'avouer ce qu'elle ignore; mais ceux qui sont parvenus aussi loin que tous les autres, et qui les ont dépassés même, s'empressent de signaler les limites où ils se sont arrêtés, et ils acquièrent un nouveau titre à la gloire, en appelant et en dirigeant les efforts vers les résistances qu'ils n'ont pas encore surmontées. C'est ainsi que M. Alibert, par les paroles que nous avons prises pour épigraphe, a fait assez connaître sur quoi devaient se porter les méditations de ceux qui, après lui, auraient l'envie d'écrire sur les exanthèmes teigneux.

L'invitation faite par le professeur célèbre qui a ranimé en France l'étude des maladies de la peau, à se livrer à des recherches plus étendues et plus soigneusement exécutées, sur le siége des teignes et le mode d'altération qu'elles déterminent, semblait plus directement adressée à ceux qui étaient chargés du traitement spécial de ces affections dans les grandes villes, où, à côté du luxe et de l'opulence, s'amoncellent toutes les misères. Peu confians en nos propres lumières, nous avons hésité longtemps; mais des observations mille fois répétées nous ont pour ainsi dire jeté sous les yeux la vérité que nous n'aurions pas eu la prétention de découvrir pour peu qu'elle se fût tenue cachée; les circonstances favorables où nous n'avons cessé d'être placés depuis vingt-cinq ans, nous ont prêté, pour relever le gant, les forces de l'expérience à défaut de celles du génie. Puissions-nous ne pas laisser trop regretter que des mains plus habiles aient été chargées de ce soin, avec les moyens qui nous étaient fournis pour le faire d'une manière plus triomphante! La persuasion que les moindres révélations sur des faits qui se rattachent à la nosologie cutanée seront favorablement accueillies par ceux qui s'intéressent à cette branche de leur art, et qui ont été éloignés de l'observation minutieuse des détails, nous donne le courage dont nous avons besoin, et nous fera absoudre du reproche de témérité. Dans une matière aussi neuve encore, le fait le plus simple peut devenir le révélateur des secrets les plus cachés de la nature, et nous aurions été coupables en taisant ceux qui ne nous auraient pas échappé, et en refusant pour ainsi dire d'abandonner notre expérience à ceux qui peuvent en faire un meilleur usage.

Le système dermoïde est mieux apprécié qu'il ne l'a jamais été sous ses graves rapports avec la vie intérieure; mais de l'aveu des plus habiles, il n'est pas encore bien connu dans sa contexture intime; l'existence de certains organes qui remplissent des fonctions importantes dans son épaisseur est encore problématique pour un grand nombre; il en existe peut-être d'autres qui seront découverts un jour, et dont on n'a pas encore été amené à soupçonner l'existence. L'état normal peut retenir ainsi dans une obscurité impénétrable des objets d'une ténuité extrême, mais l'examen attentif des produits des diverses affections susceptibles de se déclarer dans ce système, peut faire parvenir à constater et à rendre évident ce qui, pour l'ordinaire, est tenu caché.

Nous avons exploré avec le plus grand soin la nature des efflorescences qui se reproduisaient chaque jour à notre observation, et le mécanisme par lequel elles se formaient; les faits nous ont servi de guides, nous avons fait abstraction de toutes les théories, et nous ne les avons rapprochées ensuite des conclusions qui s'étaient présentées à notre raisonnement, que pour nous assurer si nous ne nous étions pas laissé égarer nous-même; ce n'est donc que mûrement que nous avons rejeté les erreurs que la légèreté avait perpétuées jusqu'à nos jours sur la foi des auteurs.

Le siége de chaque efflorescence, la composition de sa matière, nous ont conduit à la connaissance bien plus importante de la nature de l'affection qui la faisait éclore. Nous n'avons pas toutefois l'orgueilleuse prétention d'être arrivé aussi loin qu'il est possible de parvenir; il n'est pas souvent donné aux hommes d'atteindre jusqu'à l'essence des choses, et ils sont souvent arrêtés au *quia est in eo virtus* de Molière. Heureux lorsqu'ils sont arrivés à pouvoir dire où repose cette puissance cachée qui se dérobe à leurs recherches!

La grande erreur qui préside à tout ce qui a été dit sur les exanthèmes teigneux, se trouve dissipée. Plusieurs affections, qui n'ont aucun rapport ensemble, se séparent et cessent ainsi d'être aveuglément groupées sous un nom générique et barbare. Cette confusion, féconde en méprises, souvent fatales, est remplacée par des règles certaines qui ne reçoivent plus qu'une application juste du moment qu'elle est spéciale.

Le moment est venu d'une grande révolution dans la pathologie cutanée; elle est amenée par les efforts de ceux qui ont su attirer sur elle un concours de lumières. Pour nous restreindre dans le sujet que nous nous proposons de traiter, nous pouvons apprécier à quel degré peu avancé nous l'avons trouvé. Le seul progrès que le temps avait fait faire à cette partie de la science, consistait dans une description de chaque efflorescence si exacte, qu'il n'était plus permis de les confondre matériellement. Quant à la connaissance de leur nature respective, elle était devenue moins parfaite peut-être qu'elle ne l'était pour Avicenne, Gui de Chauliac, Ambroise Paré. On ne dit plus comme ce dernier : « La récente est difficile à guérir, et la vieille encore plus fâcheuse. » Et nous entendons dire du favus, qu'il disparaît quelquefois avec la plus grande rapidité sous l'influence de simples lotions émollientes ; on se hâte de prendre pour une guérison, la chute du produit crustacé, si facile à obtenir, sans attendre le court délai qui doit le reproduire. Cette erreur s'appuie encore sur la facilité avec laquelle quelques bains détruisent le favus sur les parties du corps autres que la tête, mais cet appui lui manque du moment que l'on n'ignore plus la raison de ce dernier phénomène.

Les uns affirment que le favus n'a aucune propriété contagieuse; ils en donnent pour preuves l'inutilité de leurs efforts pour en opérer la communication, et ils nous citent nous-même pour un exemple de son innocuité sous ce rapport. Les autres soutiennent une opinion contraire et plus vraie, mais sans répondre d'une manière victorieuse à l'argument des tentatives infructueuses de leurs adversaires, qui sont en droit de contester les faits qui peuvent porter à croire à la contagion de cette maladie jusqu'à ce qu'on leur fournisse le moyen de s'en convaincre eux-mêmes par l'expérience.

On attribue encore aux teignes en général, des vertus dépuratives, et l'on pense qu'il ne faut pas se hâter d'en délivrer l'enfance. En s'abstenant de déterminer quelles sont les espèces à qui appartient ce caractère de bénignité, on l'accorde à toutes, tandis qu'on devrait l'arracher à celles qui n'y ont aucun droit, et que l'on flatte ainsi sans raison, et jamais sans danger. La vérité sur des points dont l'importance est évidente doit être désirable. C'est ce qui nous porte à publier nos recherches avec une confiance qui nous est inspirée par les succès incontestables d'une longue pratique, mais plus encore par l'espoir de la bienveillance qui doit accueillir ce qui peut renfermer quelque chose d'utile.

Le favus a toujours été compris sous le nom de teigne; il n'en est pas de même des autres affections que l'on a réunies autour de lui en plus ou moins grand nombre, et qui n'ont avec lui d'autre rapport que de fomenter bien souvent les conditions qui le font éclore. C'est de lui que parle Gui de Chauliac, en disant de la teigne : « On juge que cette passion est difficile à guérir, et même que l'ancienne calleuse et écailleuse qui ronge les poils est de si grand' peine que Rognier aime mieux la laisser que d'en poursuivre la cure, outre qu'étant guérie, elle laisse une croûte et privation de poil à un opprobre perpétuel. » Quoi que l'on ait pu dire dans ces derniers temps, nous ne craignons pas d'avancer que le favus n'était jamais guéri avant nous par aucun des procédés connus, lorsqu'il avait dépassé un certain degré d'intensité, qui le met à l'abri de l'épilation violente obtenue par la calotte ou quelques autres moyens analogues. On a trop souvent pris pour des guérisons, sa terminaison naturelle par l'alopécie, la chute passagère des tubercules, la cicatrisation des parties accidentellement ou secondairement ulcérées, la désorganisation du cuir chevelu par des topiques préparés avec de l'arsenic ou d'autres substances corrosives, des vésicatoires : désorganisation qui réclame souvent plusieurs mois pour que la peau se rétablisse, reprenne ses fonctions, et se recouvre du produit de l'affection qui n'est pas détruite. On ne doit plus s'y laisser tromper.

Parvenu au but si désirable, de détruire le favus à tous ses degrés d'intensité, nous n'avons pas regardé notre tâche comme remplie, et nous avons cru devoir consacrer nos soins et nos efforts à répondre aux désirs des maîtres de l'art. Nous avons recherché, dans les couches du tissu cutané et les organes qui y sont implantés, le siége spécial de plusieurs affections qui se révèlent par des efflorescences différentes, et notre attention s'est surtout arrêtée à déterminer la nature de ces mêmes affections, connaissance bien autrement importante dans la pratique que celle du mécanisme de quelques phénomènes minutieux.

Le nouvel essor donné à l'étude des maladies de la peau sera fécond en résultats précieux sous plus d'un rapport. L'ancien préjugé qui entachait d'une espèce de roture les soins donnés à la destruction de la teigne n'existe plus. Les médecins avaient été rebutés par les difficultés qu'elle leur avait opposées ; les procédés les plus efficaces étaient suivis d'inconvéniens fâcheux. « Elle délaisse, dit le célèbre Ambroise Paré, après cette cure, une dépilation, et reproche au chirurgien, et partant est laissée la cure aux empiriques et aux femmes. » Les raisons de cet abandon se sont évanouies avec le temps, grâce à l'exemple de ceux qui n'ont pas dédaigné d'appliquer leur talent et leur savoir à l'examen attentif de ce que d'autres moins habiles se croyaient autorisés à dédaigner.

Pourquoi cette affection serait-elle privée du zèle de ceux qui se sont chargés du devoir de combattre les misères physiques de l'homme. Elle attaque tous les âges, elle exerce son empire dans toutes les saisons et dans tous les lieux. L'espèce de honte attachée aux maladies qui dégradent l'extérieur du corps humain, fait soigneusement cacher l'apparition de la teigne ; mais quel est le médecin qui ignore combien elle est fréquente! Il est même des pays où elle est endémique. La considération du grand nombre d'individus qui en sont affectés doit faire attacher de l'importance aux moyens de la guérir. Ses suites peuvent devenir si funestes qu'elles doivent la faire placer au rang des affections les plus redoutables. Combien d'infortunés ont traîné une vie déplorable, pour n'avoir pu se délivrer de ce hideux exanthème qui les rendait pour tous un objet de dégoût ou d'effroi ! Vainement se seraient-ils efforcés d'en dérober l'aspect, ils étaient trahis par une odeur nauséabonde, à laquelle l'habitude ne pouvait les accoutumer eux-mêmes.

Dévorés par des douleurs sans relâche, s'ils cherchaient à y échapper en venant se soumettre au supplice de la calotte, affreux remède d'une affreuse maladie, ils ne faisaient qu'ajouter de nouvelles tortures à des souffrances qui ne se ralentissaient pas, et à une efflorescence qui, pour être passagèrement détruite, n'attendait pas long-temps pour se reproduire encore plus horrible. C'est ainsi que nous avons vu une foule de malades conserver, depuis le berceau jusqu'à un âge avancé, cette peste sur la tête, la communiquer aux autres; et s'ils parvenaient à dissimuler leur infirmité assez pour ne pas effrayer les êtres vers lesquels les portait un penchant impérieux, apporter dans le mariage une funeste hérédité qui est devenue l'apanage de leurs descendans.

Mais hélas! combien ont été encore moins heureux! Retenus dans une enfance perpétuelle, le germe de toutes leurs facultés a été contraint d'avorter sous le poids de ce mal formidable; ils n'ont pu atteindre à cette révolution qui nous donne une nouvelle vie, et un seul pas les a conduits à la vieillesse et à la décrépitude. On cite plusieurs sujets qui sont parvenus à trente et trente-cinq ans sans qu'aucun des signes de la puberté se soit manifesté sur eux.

Mais la plupart succombent avant d'avoir éprouvé tous ces maux, et la mort pour eux est alors un bienfait.

Lors même que le favus n'aurait jamais des suites aussi terribles, qu'il arriverait avec rapidité à sa terminaison naturelle, qui n'a lieu qu'après la destruction des bulbes qui produisent les cheveux, on mettrait encore un grand prix à s'en délivrer. Des stigmates qui rappellent à jamais une infection repoussante, et qui font suspecter une viciation constitutionnelle, ne sont-ils pas capables de flétrir d'autres avantages, et de faire évanouir de chères espérances! Si par des précautions artificielles on parvient à cacher des ravages dont l'aspect éloignerait ceux que tant d'autres convenances peuvent rapprocher, une découverte inévitable peut dissiper bien des illusions, et détruire le bonheur de la vie!

Quoique le favus puisse attaquer toutes sortes de personnes, il est certain qu'il semble se plaire à régner sur les sujets que la misère tient dans des habitudes de malpropreté ou plutôt de privations. Cette considération pourrait-elle justifier un orgueilleux dédain? Le supposer serait faire injure au véritable médecin qui doit compter au nombre de ses plus belles prérogatives, celle d'être parfois la providence du pauvre, en lui rendant la santé pour compensation de tant de biens que lui enlève l'inégalité introduite parmi les hommes.

Sous ce dernier rapport, au contraire, l'intérêt public réclame hautement. Si l'on songe que les enfans, qui sont le plus exposés aux ravages de cette affection, ont besoin de se livrer de bonne heure au travail, et de se procurer, avant le développement de leurs forces, quelque instruction qui peut, dans le cours de leur vie, changer favorablement leur sort, on sentira combien il est important de leur enlever ce qui les éloigne des écoles et des manufactures, sources où ils peuvent puiser des moyens pour lutter contre le dénuement absolu et des habitudes qui peuvent prévenir leur démoralisation.

Cette maladie est un motif d'exemption du service militaire, de sorte que ceux qui en sont atteints ne cherchent pas à s'en délivrer avant d'être assurés de leur libération. Cela arrive fréquemment sur les côtes maritimes où le favus est endémique, et l'on ne peut faire entrer dans la marine la plupart des sujets que leurs habitudes y rendraient plus propres que d'autres. L'impartialité qui doit présider à l'accomplissement des lois, et surtout de celle qui impose le plus onéreux des devoirs, se trouve enfreinte, en ce qu'il dépend de ceux qui sont appelés par elle à concourir au recrutement de l'armée, de s'y soustraire, en conservant un mal dont ils pourraient se débarrasser. Cet inconvénient n'est pas le plus déplorable encore; mais le règne de cet exanthème étant fécond en désordres graves, il arrive souvent que la tendresse des parens n'a fait qu'échanger les peines d'un service honorable et utile, contre l'infection de leur postérité la plus reculée, l'hébêtement et souvent l'aliénation mentale de leurs enfans. Comme la vaccine, le moyen sûr d'arrêter les ravages du favus ne doit pas être indifférent à une bonne administration.

Hâtons-nous de le reconnaître, la teigne méritait d'être relevée de l'abjection où l'ignorance l'avait laissé tomber; elle doit être replacée à son rang véritable et composer une partie intéressante de la pathologie. Cette réhabilitation est due à des hommes dont les noms sont devenus européens. Pour ne parler que de la France, qui ignore ce que l'étude de toutes les maladies de la peau doit aux nobles efforts des Alibert, des Biett et des Rayer! On doit applaudir à leurs succès, la science y a gagné autant que l'humanité !

Il n'est pas de jour où nous ne soyons appelé à reconnaître les suites funestes d'une erreur principale sur laquelle nous ne nous lasserons pas d'attirer l'attention; c'est celle qui ne fait qu'une maladie de plusieurs affections différentes; c'est contre elle que nous réunissons tous nos efforts, et si nous parvenons à la détruire, nous aurons mis un terme à bien des maux.

Nous ne saurions trop insister sur la nécessité de ne plus prolonger cette confusion. Ce n'est pas assez qu'elle n'existe plus dans la théorie, il faut qu'elle ne puisse pas s'introduire dans l'application, et pour cela il est d'abord indispensable de savoir reconnaître au premier coup-d'œil la physionomie de chaque espèce. Nous présenterons donc, comme on l'a déjà fait, les caractères extérieurs qui individualisent chaque teigne; et, pour parler aux yeux en même temps qu'à l'esprit, nous avons fait retracer, d'après nature, chaque efflorescence, avec le plus de détails possibles, par M. Zwuinger, peintre aussi habile que modeste. Ces planches peuvent très-bien remplacer les tableaux d'échantillons pris sur les malades. Plusieurs médecins ont reçu de nous un tableau de cette nature, et M. Alibert a montré cette année, aux nombreux auditeurs qui suivent ses leçons, celui que nous avons eu l'honneur de lui offrir.

Ceux qui ont été éloignés des lieux où les exanthèmes teigneux se présentent en foule, de sorte que l'on a bientôt acquis assez d'espèces pour ne les pas confondre, pourront suppléer à cet inconvénient en confrontant les efflorescences qui leur seront présentées avec celles qui sont retracées fidèlement sur les planches, et ils se trouveront dans l'impossibilité de se méprendre.

Ce premier avantage une fois obtenu, il ne reste plus qu'à fixer les idées sur la nature de chaque affection qui détermine l'efflorescence, et il n'est pas trop difficile de le faire, lorsque l'on s'est convaincu de la manière dont elle se forme et s'amoncelle à la périphérie.

Par le siége anatomique des teignes, nous n'entendons pas parler de la région où elles se manifestent, mais bien de l'organe dans lequel elles agissent, et de la couche dermique d'où s'élève l'excrétion qui en compose le produit. Ce que nous pouvons avoir découvert ne sera pas sans influence sur la classification des exanthèmes teigneux; mais nous ne nous expliquerons pas d'abord sur ce point, et, pour plus de clarté, nous prendrons les choses telles que nous les trouvons. Leur examen attentif nous conduira à des conclusions inévitables dont l'application sera facile. Nous n'avons fait qu'un léger changement à l'ordre dans lequel on a fait succéder les descriptions des diverses teignes; on en sentira plus tard les raisons.

Quelle que soit l'obscurité qui couvre encore l'intime contexture du tissu cutané; quelles que soient les opinions différentes qui sont nées d'explorations faites séparément, on s'accorde généralement à reconnaître ce qui est le plus à la portée des sens. Ainsi la peau se compose pour tous, d'abord du *derme* ou *chorion*, tissu blanchâtre, assez dense, composé de lamelles fibreuses, qui forment, par leur entrecroisement, des aréoles, dans le vide desquelles les vaisseaux, les nerfs et les poils trouvent un passage.

Tout ce qui repose sur cette base solide de la peau se trouve formé de la complication de ces vaisseaux et de ces nerfs, espèce de sol où les poils demeurent implantés, ainsi que quelques autres organes, et qui est imprégné de divers sucs ou fluides qui lui sont fournis par les vaisseaux mêmes qui le composent. Après le chorion, l'on ne s'accorde plus sur l'arrangement de ce qui complète le tissu cutané; mais de quelque manière qu'on le conçoive, on ne lui donne pas d'autres élémens. L'étude minutieuse et opiniâtre à laquelle s'est livré, sur l'organisation de la peau, le docteur Gauthier, trop tôt enlevé à la science, méritait qu'on ajoutât foi aux résultats de ses recherches, jusqu'à ce que l'expérience eût autorisé à y changer quelque chose ; nous avons suivi sa doctrine en tout ce qui ne nous a pas paru contraire à nos propres observations. Ainsi, sans prétendre donner aucune confirmation à des découvertes d'une trop fine anatomie, pour qu'elles ne retiennent rien de conjectural, nous admettons qu'au-dessus du chorion les vaisseaux, les nerfs s'arrangent de manière à former diverses couches qui composent un tout, le corps muqueux réticulaire. En s'élevant du chorion, la première est composée de vaisseaux sanguins formant des bourgeons qui surmontent les aspérités du derme auxquelles ils sont contigus : *bourgeons sanguins*. La seconde, une couche de substance blanche ou de vaisseaux lymphatiques d'une ténuité extrême, qui repose sur les bourgeons sanguins, remplit l'intervalle resté entre eux et le derme : *couche albide profonde*. La troisième se compose d'une matière formée de petits corps concaves en dedans, convexes en dehors, contigus entre eux, et dont le nombre est égal à celui des bourgeons sanguins auxquels ils correspondent. Cette couche est brune chez le Nègre, d'un blanc opaque chez l'Européen, et constitue le *pigmentum*, ou la matière colorante de la peau: les *gemmules*. Enfin ces trois couches sont recouvertes par une quatrième très-mince, d'une blancheur remarquable: *couche albide superficielle*. Elle est adhérente à l'épiderme qui n'est qu'un vernis qui recouvre toute la superficie tégumentaire. Nous appelons l'attention de nos lecteurs sur le poil et surtout sur l'appareil qui lui donne la vie et la lui conserve. Sans entrer pour le moment dans aucun détail sur l'anatomie conjecturale des diverses parties qui composent et le poil et cet appareil, nous n'attachons de l'importance qu'à leur position dans l'épaisseur de la peau.

Le bulbe qui produit le poil est placé dans le tissu cellulaire; trois petites racines, qui sortent de sa base, qui sont ou des nerfs ou des vaisseaux, lui servent d'organes qui lui apportent les élémens de sa propre vie et ceux des matières à qui il donne une forme nouvelle. Une gaîne membraneuse entoure le poil, sans adhérer avec lui, et elle ne l'abandonne que lorsqu'il a franchi l'épaisseur de la peau. La direction ascendante du poil est oblique, comme on le sait. Mais avant de sortir en dehors, le poil passe par un follicule sébacé; fait nouveau et incontestable, dont nous nous sommes assuré et que le favus rend de toute évidence.

Que le follicule soit formé d'un renfoncement de l'épiderme, doué à sa base de plus de propriétés organiques, de manière à exécuter des fonctions sécrétoires; que le follicule soit un organe à part, sur lequel l'épiderme se reploie; il n'en est pas moins certain que le follicule est une utricule qui sécrète la substance sébacée. Il est absolument nécessaire que l'on n'ignore plus sa véritable position, car elle sert à expliquer plus d'un phénomène pathologique, et elle révèle même toute sa destination physiologique.

L'utricule sébacée est placée perpendiculairement au-dessous de l'épiderme; le poil qui la traverse et sort par son orifice, ne la transperse qu'obliquement, puisque telle est sa direction : le poil n'entre donc pas dans le follicule par sa base pour sortir par son orifice, mais par un de ses côtés, au tiers de sa longueur.

Il existe des follicules là où il n'y a pas de poils; mais, si l'on y fait bien attention, l'on pourra se convaincre que les poils sont alors remplacés par un duvet dont les filamens, presque imperceptibles, sortent tous par l'orifice des cryptes sébacées. Si ces dernières remplissent des fonctions dans les intérêts des poils et de ces diminutifs de poils, ceux-ci ont aussi pour but d'empêcher l'obstruction de leur orifice, et de les tenir sans cesse dans les conditions qui assurent l'épanchement de la substance unguentacée qu'ils sécrètent et qui est destinée à la lubréfaction de la peau.

Il n'est pas rare de voir sortir deux poils du même follicule, quelquefois trois, mais presque jamais un plus grand nombre. Le duvet qui remplace le poil, par sa ténuité, ne permet pas de s'assurer du lieu où est placé le bulbe qui le produit. Tels sont les prolégomènes de l'histoire des teignes que nous allons entreprendre, et nous évitons d'entrer dans aucune controverse sur tous autres points anatomiques qui seraient étrangers à la matière que nous nous proposons de traiter, lors même qu'ils auraient de l'importance relativement aux autres affections qui ne sont point de notre domaine.

En nous restreignant donc dans les exanthèmes qui ont été confiés à nos soins et à notre observation dans les hôpitaux, nous dirons qu'ils consistent, les uns dans le développement insolite ou la désorganisation de certains organes existans dans l'épaisseur du derme; les autres dans l'excrétion abondante des vaisseaux qui en forment l'admirable tissu, de manière à ce que le produit excrété s'élève à l'extérieur et traverse les parties superposées qu'il affecte plus ou moins gravement.

Le premier cas constitue des maladies plus chroniques, plus difficiles à guérir; leur siége étant placé plus en dehors de la circulation des fluides généraux de l'organisation, il se trouve plus à l'abri des secousses que l'on peut facilement leur imprimer. Dans cet ordre viennent se ranger le *favus*, le *squarus tondens*, l'*amiantus*.

Le second cas comprend des affections dont tous les phénomènes sont dus à l'inflammation active ou passive des diverses couches du derme, qui se composent principalement de vaisseaux sanguins et lymphatiques, lesquels se trouvent plus intimement liés aux vicissitudes des systèmes généraux, dont ils sont les auxiliaires ou plutôt les organes. Ces affections sont souvent salutaires et peu graves en elles-mêmes. Néanmoins elles réclament une attention plus sévère encore que les premières de la part du médecin, parce qu'étant les indices de l'état du sang ou de la lymphe d'une manière générale, les méprises peuvent devenir bien plus funestes que lorsqu'elles ne tombent que sur les affections qui agissent dans les limites d'organes secondaires, dont les fonctions ne sont point éminemment nécessaires à l'existence; ici se réunissent les affections muqueuse et granulée immédiatement après la furfuracée, dont le siége est le plus superficiel et dont la nature s'éloigne un peu, par cette raison, des deux autres, mais pas assez pour qu'on puisse les séparer.

Nous complèterons l'histoire de ces six exanthèmes par celle de deux crasses, *porrigo*, auxquelles on doit accorder un examen attentif, afin de ne plus les confondre avec les premières affections, comme cela arrive trop souvent, et parce que l'une d'elles surtout peut devenir fâcheuse par son séjour prolongé sur le cuir chevelu.

Il est probable que dans tout ce que nous avons à dire, nous ne serons pas toujours d'accord avec ceux qui ont écrit avant nous sur ces matières; s'il devait en être autrement, nous n'aurions pas eu besoin de prendre la plume. Notre intention n'est nullement de faire de l'opposition. Nous sommes étrangers à tout esprit de coterie, et nous ne prenons pour guide que la vérité que nous avons cherchée ou plutôt trouvée au milieu de l'innombrable multiplicité d'observations que nous avons été mis à portée de recueillir. Notre mérite se réduira à bien peu de chose, si l'on songe que, depuis vingt-cinq ans, nous sommes chargés du traitement de ces exanthèmes dans les hôpitaux de Paris, où se rendent toutes les infirmités du monde, car ils sont ouverts, comme le disait naguère, dans une occasion solennelle, un professeur célèbre, *urbi et orbi*.

Nous n'avons fait qu'essayer d'accomplir la mission que nous avions reçue, de soulever un voile qui ne devait céder qu'à des efforts mille fois répétés; occupation minutieuse que devaient se contenter d'indiquer le savoir et le génie, sans être obligés d'y consacrer un temps réclamé par de plus importans travaux. Notre but principal est de fournir à la pratique le moyen de ne plus s'égarer sur la foi des auteurs qui n'ont pas approfondi la matière, et si nous sommes assez heureux pour diminuer, à l'avenir, le nombre des victimes de l'erreur et de l'imprudence, nous serons satisfaits. Nous n'ambitionnons pas d'autre gloire que de pouvoir nous dire à nous-mêmes :

J'ai fait un peu de bien, c'est mon meilleur ouvrage.

RECHERCHES

SUR

LE SIÉGE ET LA NATURE

DES TEIGNES

TEIGNE FAVEUSE.

(*FAVUS.*)

La teigne faveuse se reconnaît à la manifestation de petits tubercules arrondis, de couleur jaune-pâle, déprimés dans le centre en forme de godet, enchâssés dans l'épiderme, souvent isolés, mais quelquefois rapprochés et unis ensemble de manière à présenter une surface continue d'une étendue plus ou moins considérable, où l'on peut distinguer encore assez facilement et la forme circulaire et la dépression centrale qui en forment les caractères distinctifs.

L'aspect de ces tubercules offre une ressemblance telle avec celui des alvéoles construits par les abeilles, que les Latins leur ont rendu commun le nom propre aux rayons de miel, *favi*, d'où est venue la qualification que nous leur donnons de *teigne faveuse*. Les semences de lupin ont une dépression semblable à leur centre, et c'est pour cela que l'on a encore appelé cette teigne *porrigo lupinosa*.

Lorsque ces tubercules ont acquis un certain volume, ils se rompent, et d'ailleurs la compression réciproque qu'ils s'occasionent par leur développement, lorsqu'ils sont rapprochés, les froisse, les brise, et ainsi s'altère leur configuration primitive ; mais encore alors on peut reconnaître des débris qui la rappellent, comme des fractions des bords arrondis qui formaient le godet.

Dans les dernières phases de cet exanthème, les vestiges indicateurs s'effacent et disparaissent successivement; la matière des tubercules rompus profite de la liberté qui lui est donnée, s'isole de la peau et s'échappe en poussière extrêmement ténue et en petits grains qui peuvent présenter alors l'apparence de la teigne granulée; mais il est facile de ne tomber dans aucune confusion en n'oubliant pas la couleur propre à la substance faveuse, qui dans ce dernier cas ressemble à du soufre concassé.

A l'aide des signes que nous venons d'indiquer, l'on ne peut craindre de se méprendre sur la teigne faveuse ; la couleur de sa matière suppléera à la disparition de ses caractères primitifs et spéciaux, lorsqu'elle se présentera sous la forme granulée ; d'ailleurs il est bien rare que tous les tubercules naissent simultanément, et s'il en est qui soient parvenus au dernier période de leur existence, il en est d'autres qui sont encore à parcourir les degrés intermédiaires et successifs à partir de la première origine ; ils sont des révélateurs assez sûrs de la nature de ceux qui les ont précédés, puisqu'ils présentent et la forme circulaire et la dépression centrale.

Nous insisterons dès à présent sur ces derniers signes caractéristiques de la teigne faveuse, parce qu'ils peuvent prévenir toute erreur et toute confusion ; c'est pour les avoir perdus de vue et s'être trop laissé distraire par de légères modifications de l'apparence superficielle, que l'on a surchargé la nomenclature des teignes d'une espèce nouvelle, malgré les preuves évidentes d'homogénéité qui devaient la faire rejeter comme inutile; nous aurons occasion de revenir sur ce sujet, lorsqu'après avoir fixé le siége du favus, décrit sa marche progressive, nous pourrons plus clairement constater son identité avec ce que l'on a jugé à propos d'appeler *teigne annulaire*, *porrigo scutulata*, *ring-worm*.

L'odeur qu'exhale la teigne faveuse peut lui servir encore de caractère; elle ressemble à celle que répand l'urine de chat, et à celle qui règne dans les lieux qui ont été long-temps infestés par les souris. Lorsque les croûtes ont été ramollies par des applications, il s'en élève au moment où on ôte ces dernières, une odeur désagréable et fortement nauséabonde. Les malades en sont souvent affectés, mais il faut bien se garder de prendre dans ce cas leurs vomissemens comme l'indice d'une affection gastrique; la propreté fait promptement disparaître et la cause et ses effets.

Les tubercules faveux augmentent successivement de volume, et peuvent acquérir un diamètre de plusieurs lignes, et même d'un pouce, comme on l'observe quelquefois lorsqu'ils sont isolés, qu'ils n'éprouvent aucune pression par le développement de leurs analogues, et sont ainsi moins entravés dans leur extension.

Quoique ce soit pour l'ordinaire à la tête qu'apparaisse cette efflorescence cutanée, on la découvre souvent aussi sur les autres régions du corps, et notamment aux tempes, au front, aux épaules, à la partie inférieure des omoplates, aux coudes, aux avant-bras, et à la partie extérieure des cuisses, des jambes, etc.

Les pathologistes modernes se sont accordés pour considérer en général la teigne comme une éruption pustuleuse. Quelques-uns seulement ont attribué ce caractère à la teigne faveuse, et rejeté la plupart des autres dans le genre des achores.

Les tubercules faveux ayant la forme de boutons, et par conséquent de pustules, il était tout simple de ne pas les séparer et de les confondre au contraire sous une dénomination générique, lorsqu'on n'avait pas découvert et établi la différence essentielle qui les doit diviser.

Mais si le nom de pustule ne convient qu'à de petites tumeurs inflammatoires qui apparaissent sur la peau par une éruption spontanée, il ne peut appartenir à des petits corps creux de leur nature, préexistant dans l'épaisseur des tégumens, remplissant des fonctions dans l'économie vitale, et qui d'inaperçus qu'ils sont, pour ainsi dire, dans l'état normal, ne deviennent apparens, d'une manière bien sensible, que par le développement qui leur est imposé par une cause morbide; une si grande différence dans les choses doit nécessairement en amener une semblable dans les dénominations; celle de pustule doit être réservée au premier cas, mais dans le second on ne saurait l'employer après avoir vu s'évanouir tous les caractères constitutifs du *psydracia*.

Des observations attentives et mille fois répétées ne me permettent pas de regarder la teigne faveuse comme une éruption pustuleuse; ce caractère qui lui est généralement attribué n'est que le résultat d'une erreur produite par une apparence trompeuse, qu'il est toutefois facile de dissiper, lorsqu'on a reconnu le siége primitif de cet exanthème, la régularité et la direction de sa marche funeste à travers l'épaisseur du derme, et en même temps le moyen de le maîtriser et de le détruire à tous ses degrés d'intensité.

Avant de lui enlever définitivement le titre de pustuleux dont on le décore, et qui le fait entrer dans un genre auquel il est étranger, nous attendrons d'avoir justifié notre opinion par la fixation du siége où il se manifeste, par l'histoire exacte de son développement et des altérations cutanées plus ou moins graves qu'il entraîne à sa suite, et dont il est la cause plus ou moins éloignée.

Les follicules sébacés sont disséminés dans l'épaisseur de l'organe cutané; ils sont toujours solitaires et isolés, mais plus ou moins rapprochés les uns des autres, suivant les diverses régions du corps qu'ils occupent, et même suivant les individus dont l'organisation n'est jamais identique, relativement à la force et au développement des diverses parties qui la composent.

Ces follicules peuvent très-bien être comparés à des utricules dont l'orifice laisse suinter une humeur grasse et onctueuse de couleur jaunâtre, sécrétée dans leur intérieur : cette espèce d'enduit se répand sur l'épiderme, l'empêche de se gercer en le défendant de l'impression de l'air et du contact des corps humides. Destiné à lubréfier ainsi la peau, la nature a dû en pourvoir de préférence les parties qui doivent éprouver un mouvement fréquent, et par suite une distension ou un frottement qui les entameraient sans le secours de cette matière qui en prévient le dessèchement et en entretient la souplesse.

Mais c'est principalement sur les points où les poils se manifestent que leur quantité augmente; ainsi, ils abondent au cuir chevelu; là, ils sont d'un volume moins gros que dans les autres parties du corps, mais plus rapprochés et en plus grand nombre à raison de la multiplicité des cheveux.

Les physiologistes se sont attachés à reconnaître le résultat des fonctions des follicules sébacés en faveur du système dermoïde en général, mais ils ont négligé l'observation spéciale qu'il eût été important de faire sous le rapport des poils. Il ne nous paraît pas douteux que la proportion numérique qui existe entre eux n'indique suffisamment une corrélation qui les unit intimement.

Les poils ne naissent que là où il y a des follicules, et nous nous sommes assuré qu'aucun d'eux ne franchit l'épaisseur de la peau, et n'arrive à l'extérieur qu'en traversant obliquement un follicule, et en sortant par son orifice; la remarque peut facilement en être faite au scrotum où ces derniers sont isolés, saillans, et d'un volume assez considérable pour n'avoir nullement besoin de la loupe pour les examiner.

Ainsi, soit que les follicules aient pour destination d'enduire de la matière sécrétée par eux la substance cornée qui s'élève du bulbe, à l'aide et sous la protection d'une gaîne membraneuse, pour lui donner, par une assimilation difficile à préciser, le complément de solidité qui doit appartenir au poil; soit que ce dernier doive seulement puiser dans l'essence suiffeuse sans cesse amoncelée à sa base, une partie de sa nourriture ou simplement une lubréfaction qui lui est nécessaire; nous nous bornerons à constater la corrélation qui est clairement indiquée sans prétendre en déterminer les véritables rapports physiologiques. Nous insistons à faire remarquer que le poil ne parvient du bulbe, où il prend naissance, à l'extérieur de la peau, qu'en traversant obliquement l'intérieur du follicule et en sortant par son orifice; quelquefois deux poils passent ensemble par le même follicule, mais rarement un plus grand nombre.

Cette position du poil est très-importante; elle contribuera à expliquer la marche descendante du favus auquel nous nous hâtons de revenir, et que nous n'avons abandonné un instant que pour établir des faits dont la connaissance préliminaire était indispensable.

Ce que nous venons de dire a dû faire pressentir que c'est dans les follicules sébacés que nous plaçons l'origine et le siége principal de la teigne faveuse; en effet c'est une conviction inébranlable que nous a donnée une pratique spéciale de plus de vingt-cinq années, conviction que ne refuseront pas de partager tous ceux qui seront attentifs à examiner la naissance et les progrès de cette affection.

D'abord un léger prurit annonce l'invasion du mal. Il est de peu de durée, quelques heures le voient disparaître; alors de petits points rouges correspondant à des follicules sébacés signalent une inflammation; ils augmentent, et avant douze heures ils servent de bases à autant de petits grains jaunâtres qui apparaissent à leur centre; imperceptibles dans le principe et seulement visibles à l'aide du microscope, ces derniers croissent rapidement et acquièrent le volume d'un grain de millet, avant les vingt-quatre heures, à partir de la cessation du prurit, et ils se trouvent ainsi à la portée de l'exploration de la vue ordinaire.

Telle est pour l'ordinaire la rapidité avec laquelle le favus fait invasion, mais, par une modification qui résulte de certaines circonstances, cette marche est quelquefois plus lente, l'inflammation est presque nulle, elle n'est pas révélée par un point érithémateux; une petite tache roussâtre recouvre le follicule qui reste quelquefois quinze à vingt jours sans acquérir un volume plus considérable que celui qu'il obtient pour l'ordinaire dans l'espace d'un seul. Cette lenteur se fait surtout remarquer lorsque le favus est dû à des habitudes qui n'ont amené les conditions de son développement que par une filière longue à parcourir, depuis l'appauvrissement des systèmes généraux jusqu'à celui d'un système particulier qui se trouve placé presque hors de leur influence.

Dans tous les cas, si au moment même le plus voisin de l'apparition, on enlève un de ces petits grains jaunâtres, l'on peut se convaincre, en examinant son intérieur, qu'il renferme déjà une substance compacte qui n'a rien de commun avec le pus.

Ces petits tubercules augmentent continuellement, et le cinquième ou le sixième jour ils sont parvenus à la grosseur d'une lentille; leur développement ne peut s'opérer que par l'écartement violent des tissus qui les entourent, et il en doit nécessairement résulter une lésion qui commence à se faire aussi sentir par le prurit qui n'avait d'abord cessé que par l'établissement de l'inflammation primitive pour reparaître ensuite, mais amené par une cause différente qui modifie son intensité. Ces petits grains dès leur origine, lorsqu'on les observe à l'aide du microscope, se montrent déjà avec leur configuration circulaire et la dépression centrale en forme de godet qui les caractérisent; cette dépression devient plus apparente à mesure que le tubercule prend du volume et dans la même proportion que lui. Mais dans le milieu on retrouve le cheveu ou les cheveux qui traversent le follicule en sortant par son orifice.

Pour n'apporter aucune confusion dans les idées, ne considérons qu'un follicule isolément, et faisons-en l'histoire aux différentes époques de son altération : il sera facile ensuite de suivre les progrès de l'affection d'une manière plus générale, et de se représenter les effets que doivent produire les mêmes phénomènes, se manifestant dans un grand nombre de ces cryptes à la fois, sur un espace quelconque du derme.

Comme le cuir chevelu est le théâtre que cette affection choisit de préférence pour exercer ses ravages, nous nous servirons des expressions propres à désigner les diverses parties de cette région; quant aux autres elles recevront facilement l'application de ce que nous aurons ainsi constaté et reconnu, au moyen de l'analogie qui les unit sous le rapport de l'exanthème faveux.

Une inflammation, quelle qu'en soit la cause, se manifeste à l'extérieur du cuir chevelu par un petit point rouge qui correspond à la position du follicule; cette inflammation s'est à peine prononcée, que le désordre est déjà introduit dans les fonctions de la vésicule sébacée, car elle ne laisse presque plus échapper la matière qu'elle contient, soit qu'elle ait perdu la faculté de se contracter suffisamment pour la forcer de s'épancher au dehors par son orifice, soit plutôt que cette matière ait reçu un principe qui en a vicié la substance et qui la prive du peu de fluidité qu'elle possède, tandis que par l'effet des phlegmasies mêmes les plus légères une sur-excitation des forces vitales est venue en augmenter la sécrétion habituelle.

La matière suiffeuse sécrétée par le follicule s'amoncèle donc dans son excavation intérieure, elle ne peut exsuder au-dehors, comme à l'ordinaire, tandis qu'elle reçoit une augmentation continuelle par la sécrétion qui, loin de se ralentir, devient plus abondante; le follicule est forcé de distendre ses parois, il n'est pas étonnant qu'il devienne promptement apparent, puisque son développement est dû à une cause aussi active, et qui ne se ralentit pas.

Une fois que l'on a commencé à soupçonner que le favus n'était que la turgescence de la matière sébacée jointe à son épaississement dans le follicule, il est impossible de ne pas en acquérir la conviction la plus intime, parce que tout se réunit pour en fournir la preuve évidente.

L'identité du tubercule faveux avec le follicule affecté de la manière que nous venons d'indiquer, se manifeste à la fois par la couleur, la forme, et surtout par la dépression centrale.

La couleur de la matière du tubercule n'est-elle pas la même que celle contenue dans le follicule, et si elle varie légèrement par la suite, n'est-il pas facile d'en trouver l'explication dans son desséchement progressif et son défaut de renouvellement?

La forme du follicule distendu par la sécrétion qui s'amoncèle sans déperdition dans son sein, ne doit-elle pas être arrondie comme celle du tubercule, et présenter au premier coup-d'œil une simple surface circulaire?

Mais la dépression centrale en godet peut-elle être autre chose que l'orifice du follicule devenu apparent par la même cause que le reste de la vésicule? N'en reconnaît-on pas aisément les bords un peu relevés de manière à pouvoir en faire la distinction d'avec la matière sébacée, proprement dite, qui est durcie dans l'intérieur? Comment, d'ailleurs, peut-on présenter une explication raisonnable si l'on s'opiniâtre à considérer la teigne faveuse comme une éruption pustuleuse? Existe-t-il des pustules avec une ouverture à leur sommet avant leur rupture? Et qu'est-ce qu'une pustule qui présente une ouverture extérieure d'où rien ne doit jamais s'écouler? Car si l'on pense qu'il s'échappe d'abord quelque humeur du tubercule faveux, et que ce n'est qu'à une certaine époque qu'elle se dessèche et cesse de couler, c'est une erreur qu'il est facile de détruire; il suffit d'en enlever un à quelque degré que ce soit de son développement, même au plus rapproché de son apparition : on pourra se convaincre qu'il renferme toujours une substance compacte, et jamais fluide ni puriforme.

Le follicule se distend principalement en largeur; il devient d'une forme presque demi-sphérique dont l'aplatissement est du côté de son orifice, c'est-à-dire au niveau de l'épiderme; cette distension dans ce cas exerce une pression dans le corps réticulaire qui en conserve des traces, puisqu'il présente, lorsque à l'aide d'applications grasses et émollientes on a obtenu la chute du tubercule, une petite concavité dénuée d'épiderme, rouge et enflammée, évidemment produite par la convexité de l'alvéole sébacé qui y était enchâssé.

Cette petite dépression lenticulaire est souvent revêtue d'une pellicule, de couleur blanchâtre, d'une ténuité extrême, qui est promptement soulevée, puis rompue, par une humeur visqueuse qui s'épanche avec une odeur fétide; ces derniers faits ne peuvent être observés qu'immédiatement après la chute des croûtes obtenue par les applications; dans un court espace de temps tout est terminé, et l'on serait vainement attentif à les voir survenir un instant plus tard. Lorsque les croûtes sont enlevées pour ainsi dire violemment et sans être amollies, elles entraînent la petite pellicule avec elles. Le liquide s'échappe avec la même odeur; dans ce cas, la petite ulcération produite et dans le précédent le petit abcès qui la contenait, lesquels ne sont évidemment que la même chose, à part la présence ou l'absence de la pellicule, se dessèchent, et tout se termine en un clin-d'œil; l'érythème diminue.

Lorsque les tubercules enlevés ont acquis une certaine profondeur, outre les excavations lenticulaires imprimées par la forme de leurs bases arrondies sur le corps réticulaire, on aperçoit des petits points rougeâtres qui présentent à l'œil l'apparence des grains de la figue : ce sont évidemment les sommités des bourgeons sanguins qui sont mis à découvert à l'endroit le plus profond de l'enfoncement causé par les follicules distendus. Cette ressemblance a probablement donné lieu à la dénomination de *tinea ficosa*.

Si l'on ne cesse d'entretenir le ramollissement par les moyens propres à l'obtenir, le tissu réticulaire se raffermit, se sèche des fluides que son irritation avait appelés vers lui; il est presque rendu à son état sain, l'épiderme se renouvelle et reparaît pour le couvrir et le protéger comme à l'ordinaire contre les impressions externes qui lui sont nuisibles, et compléter ainsi cette espèce de régénération.

Mais hélas! que l'on ne se laisse pas séduire par ces signes trompeurs; c'est en vain qu'ils sont venus rassurer le malade, ceux qui l'examinent et le soignent, par l'espoir d'une guérison qui semble certaine; ils s'évanouissent promptement et sont remplacés par les symptômes que nous avons déjà décrits et qui se hâtent de parcourir les mêmes périodes de développemens, et vers le huitième jour ils reproduisent cette apparence hideuse que l'on avait vu disparaître avec tant de joie; on ne pourra plus désormais se faire illusion, l'expérience aura démontré que cette efflorescence cruelle et tenace renaît avec une force nouvelle de sa destruction éphémère.

C'est ici le moment de généraliser ce que nous venons de dire d'un seul follicule, et de se représenter les apparences extérieures et les ulcérations plus profondes du derme qui doivent résulter des mêmes phénomènes, s'opérant à la fois dans un plus grand nombre.

Nous reprendrons ensuite, pour être fidèle au plan que nous nous sommes tracé, la série de nos observations sur la marche descendante de l'affection faveuse, en la restreignant à la ligne qui a pour origine le follicule dont nous

nous sommes uniquement occupé jusqu'à présent; il sera facile encore alors d'avoir recours à une application générale, telle que celle à laquelle nous allons nous livrer.

Lorsque les follicules sont isolés de manière à ne pouvoir s'atteindre en se développant, leur apparence respective est telle que nous l'avons indiquée et sans aucune altération des caractères distinctifs.

Mais si la cause morbide de distension agit simultanément dans un grand nombre de ceux qui se trouvent très-rapprochés, alors leur augmentation de volume les force à se comprimer les uns les autres; il en est qui cèdent plus tôt que d'autres à cette pression: ils sont tellement froissés que leur configuration en est altérée, tandis qu'elle reste entière dans ceux qui ont eu assez de force pour y résister. Unis ainsi par leurs bords, ces alvéoles forment des plaques plus ou moins étendues, et quelquefois même une calotte qui couvre la tête entière, au milieu desquelles ils ne peuvent tous être distingués individuellement, puisque les uns sont recouverts ou comprimés avec force, d'autres rompus et brisés; mais le plus grand nombre ne cesse pas de conserver intacts et la forme circulaire et le godet caractéristique. La couleur jaunâtre de ces croûtes agglomérées est un signe important qu'il ne faut pas perdre de vue; elles ne deviennent un peu plus blanchâtres que lorsqu'elles sont desséchées par leur vieillesse; mais il existe presque toujours des fragmens de tubercules qui retiennent et rappellent la forme originaire; et lorsqu'enfin ces débris s'isolent de la peau et s'échappent sous l'apparence granulée, l'on ne se méprendra pas encore, comme nous l'avons déjà dit, en observant qu'ils ont une ressemblance frappante avec ceux du soufre concassé. Nous avons aussi observé que la matière sébacée s'échappait quelquefois un peu par l'orifice du follicule et restait coagulée dans le godet, et formait, pour ainsi dire, un petit couvercle; mais le tout est encore facile à distinguer.

On est souvent frappé du volume prodigieux de quelques tubercules, dont les bords sont un peu relevés et disposés en forme circulaire avec une dépression au centre qui présente une teinte tirant un peu plus sur le blanc et laisse distinguer une matière dont la surface est moins lisse que les bords, et qui semble être d'une nature plus friable. Il ne faut pas se laisser induire, par cette apparence, à regarder ce tubercule comme un seul follicule, tandis qu'il en est un amas. En effet, plusieurs follicules voisins, affectés à la fois, se développent, s'unissent, forment une surface continue et arrondie; ils exercent les uns sur les autres une très-forte compression; ceux qui ne sont point placés à la circonférence sont nécessairement froissés de toutes parts, tandis que les autres conservent intacts leurs bords extérieurs qui se sont bornés à se coller intimement ensemble. Ainsi se compose un tout qui, par son étendue et sa marge un peu relevée et circulaire, offre quelque ressemblance avec un anneau.

Ce que nous avançons ici n'est point une simple conjecture, mais une réalité dont on peut facilement se rendre certain, en retournant le tubercule volumineux et en examinant la face qu'il présente alors; on remarquera qu'elle est composée de plusieurs petits cercles bombés à leur centre et qui sont évidemment la forme de la base des follicules, et ils en attestent l'individualité.

Cet arrangement des follicules est très-fréquent dans un certain cas de la teigne faveuse dont on a fait une espèce séparée et que l'on a désignée en France sous le nom de teigne annulaire, pour rappeler l'apparence qui en résulte. Ceux même qui ont insisté sur le maintien de cette division, ont reconnu que la teigne annulaire débutait par des tubercules de même forme que ceux de la teigne faveuse, et que le même traitement devait être appliqué à l'une comme à l'autre.

Il n'existe donc aucune différence essentielle entre la teigne faveuse et la teigne annulaire; elles ne diffèrent que par un léger changement dans l'aspect extérieur.

Lorsque la teigne faveuse se déclare avec plus d'intensité, en un mot qu'elle est confluente, un plus grand nombre de follicules se trouvent atteints à la fois, et leur développement est plus prompt et plus énergique. La matière sébacée commence par s'échapper avec abondance de leur orifice, quoiqu'elle ait déjà commencé à perdre le peu de fluidité qui lui est particulière, car elle ne s'étend point comme à l'ordinaire onctueusement sur l'épiderme; mais, presque entièrement épaissie, elle forme un enduit qui recouvre les parties du cuir chevelu où l'affection s'est manifestée, et s'étend même plus loin encore. Elle agglutine les cheveux, et il en résulte une enveloppe assez solide pour se maintenir long-temps et dérober ainsi aux regards le progrès du mal et le développement des follicules qui conservent désormais entièrement dans leur sein la matière sébacée, qui ne peut plus s'en échapper qu'en les rompant eux-mêmes. Ce qui en est sorti dans le principe et qui a servi à composer le tissu dont nous venons de parler, n'a été expulsé d'abord que par la violence de la sécrétion causée par l'invasion forte et subite du principe morbide, avant que toute espèce de fluidité lui fût entièrement ôtée.

Ce dernier phénomène est absolument le même que celui qui accompagne la maladie des follicules si judicieusement reconnue par M. le docteur Biett, qui a mis un terme, en la signalant d'une manière exacte, à des méprises plus ou moins funestes.

Cette phlegmasie des follicules augmente la sécrétion de la matière sébacée, qui s'étend sur la peau avec abondance, y séjourne et forme une couche d'abord molle et qui acquiert peu à peu de la consistance et devient de plus en plus adhérente, de sorte qu'il y a, comme on le voit, une ressemblance avec elle et celle qui recouvre les tubercules de la teigne faveuse annulaire; dans ce dernier cas, elle s'unit aux cheveux et les colle ensemble, ce qu'elle ferait dans le premier si les places où on l'a observée n'en étaient pas dépourvues.

Enfin la dilatation du follicule est commune aux deux cas; il n'existerait entre eux aucune différence, si tous deux ils se bornaient à la production de cette couche.

Mais la phlegmasie faveuse ne se borne pas là, elle ôte toute fluidité à la matière sébacée, tout en continuant à entretenir l'abondance de sa sécrétion, de manière à nécessiter la distension prodigieuse de la vésicule qui la contient. M. Rayer a décrit un grand nombre de maladies folliculeuses qui ont de l'analogie avec celle de M. Biett et le phénomène dont nous parlons.

C'est sous cette enveloppe que les follicules rapprochés, à raison de leur grande multiplicité, croissent et se disposent de la manière que nous avons décrite, et prennent l'aspect annulaire; mais encore cela ne s'opère-t-il point uniformément partout; les anneaux sont disséminés; dans l'intervalle qui les sépare, les croûtes faveuses n'ont point le même arrangement, elles conservent leur irrégularité ordinaire; elles éprouvent seulement une altération plus ou moins forte qui résulte de la compression causée par le développement d'un plus grand nombre de follicules; compression qui peut être aussi exercée par la couche superposée.

Ainsi dans ce cas encore, comme on le voit, c'est toujours la teigne faveuse, la maladie propre des follicules qui se distendent par la rétention et la concrétion de la substance sébacée, et qui présentent toujours avant leur altération les signes qui les caractérisent, tels que le godet et la forme circulaire, et si l'on veut la convexité de la partie opposée à leur orifice, laquelle sert encore à les faire reconnaître lorsqu'ils sont défigurés à leurs côtés externes par leur amalgame et le brisement de leurs bords. Ce que nous avançons ici est si vrai, qu'il nous est arrivé de prendre sur la même tête des échantillons de teigne faveuse simple et de teigne annulaire pour composer les tableaux que nous avons donnés à plusieurs médecins. La plus grande énergie avec laquelle se développe le favus confluent, peut influer sur l'exhaussement de la partie renforcée des bords du follicule, ce qui, joint à l'épanchement primitif de leur matière, déguise un peu la dépression centrale, qui reste, pour l'ordinaire, dans son intégrité.

Au surplus, dans l'état habituel de la teigne faveuse, les tubercules forment aussi des anneaux, seulement ils sont moins fréquens que lorsqu'elle est confluente; ainsi ces anneaux sont communs aux deux cas, ils ne diffèrent que par leur nombre modifié par l'intensité avec laquelle l'affection s'est généralement manifestée; ils ne peuvent donc servir de motifs suffisans pour légitimer l'introduction du *ring-worm* comme une espèce distincte dans la nomenclature des teignes. Si toutefois on juge nécessaire de désigner, par une appellation particulière, cette légère variation dans l'aspect extérieur de cet exanthème, on peut le faire en le nommant simplement, dans le premier cas, *teigne faveuse;* dans le second, *teigne faveuse confluente*, et si on le veut absolument, *teigne faveuse annulaire*.

Ce qui bien plus que l'anneau est particulier au dernier cas de l'affection faveuse, qui pourrait servir à la caractériser, et qui néanmoins n'a pas été remarqué ni compté parmi les symptômes du *porrigo scutulata;* c'est l'enduit qui se forme avant l'apparition des tubercules et les voile aux regards pendant un espace de temps assez long.

A mesure que les follicules se développent,

ils soulèvent cette espèce de tissu qui les couvre; ce dernier se dessèche, se déchire et laisse apercevoir ce qu'il tenait caché; plus tard il se détache entièrement et se trouve entraîné par l'alongement des cheveux qui ne cessent pas de croître et auxquels ces fragmens restent agglutinés; quelques parcelles de matière faveuse peuvent y rester attachées, quelques autres peuvent aussi être tachées par la sanie sanguinolente qui s'écoule des crevasses et des excoriations du derme; mais nous rappelons en passant qu'il ne faut pas se laisser tromper par cette altération superficielle de couleur due à une cause étrangère, et oublier qu'elle n'a pas cessé d'être jaunâtre et de ressembler à du soufre concassé.

Une femme, à mon premier voyage à Lyon, vint me présenter son enfant qui était atteint d'une teigne faveuse confluente ou annulaire, en me disant qu'il avait le coton. Cette dénomination, qui m'était inconnue, me frappa, et je reconnus qu'elle n'était pas dénuée de justesse. En effet, la surface du tissu, formé par la matière qui sort dans le principe de l'orifice des follicules et tient les cheveux collés et unis ensemble, surtout lorsque ces derniers sont blonds, imite un peu le coton écru ou plutôt la ouate gommée. Cette bonne femme m'aida à en faire la remarque. Quoi qu'il en soit de cette ressemblance, elle paraît telle aux habitans de ces provinces plus méridionales, et ils ne désignent pas autrement la teigne faveuse, parce qu'elle se déclare parmi eux pour l'ordinaire avec l'énergie et l'abondance qui produisent les anneaux. Ainsi la teigne faveuse annulaire y est commune, et la simple n'y est qu'une exception assez rare, tandis qu'au contraire elle règne généralement dans les départemens plus septentrionaux. La différence du climat influe donc sur le plus ou le moins d'intensité qui accompagne l'apparition de cet exanthème. On dit néanmoins qu'en Angleterre le *ring-worm* est extrêmement fréquent.

Les autres teignes peuvent aussi précéder la maladie des follicules et déterminer, par l'irritation qu'elles ont déjà établie dans le système dermoïde, l'apparition des symptômes qui accompagnent la teigne confluente; elles disparaissent alors peu à peu pour la laisser régner seule; mais les matières qu'elles ont amassées et étendues sur la peau, remplacent la couche qui se forme naturellement dans les cas ordinaires. Il semble que cette espèce de tégument n'est pas sans influence sur la configuration que les tubercules doivent offrir lorsqu'il sera déchiré ou entièrement enlevé.

C'est à ces observations que se borne la différence qui existe entre la teigne faveuse simple et celle qui est confluente; elle n'est pas essentielle et ne doit pas les faire séparer, ni sous le rapport de la classification, ni sous celui du traitement qui doit amener la guérison; il suffit que cette variation d'aspect soit notée et désignée par une qualification quelconque. Nous n'aurons donc besoin de recourir à aucune distinction dans ce qui nous reste à dire de la marche et des effets du favus.

Lorsque la maladie est abandonnée à elle-même et que la chute des tubercules n'est point amenée par les applications convenables, ils séjournent plus long-temps dans le corps muqueux réticulaire auquel ils adhèrent fortement, d'abord par leur incrustation naturelle, ensuite par l'agglutination des cheveux dans l'épaisseur des croûtes devenues solides. La matière qu'ils contiennent, par son âcreté et l'aspérité de ses fragmens, y exerce une force irritante plus considérable que lorsqu'elle est renfermée dans une enveloppe unie dont l'extérieur n'est imprégné d'aucune âcreté, et qui, habituellement en contact avec lui, ne l'a affecté jusqu'alors que par son excès de développement ; tous ces tubercules deviennent autant de stimulus puissans d'une inflammation qui devient ainsi générale par le rapprochement des foyers qui l'entretiennent ; elle devient profonde et peut dépasser même l'étendue qu'occupe l'agglomération supérieure des follicules distendus. Cette phlegmasie appelle nécessairement une affluence d'humeurs qui éprouvent des obstacles à leur épanchement, causent des démangeaisons, des cuissons intolérables, qui portent les malades à se procurer un soulagement en se grattant avec violence ; une espèce de jouissance accompagne le déchirement du cuir chevelu dans ce cas, et les malades sont portés à l'opérer par un attrait irrésistible ; j'en ai vu qui, non contens de s'excorier avec les ongles, employaient divers instrumens, tels que couteaux, fourchettes, etc.

La sensation qu'ils cherchent à apaiser est quelquefois si profonde, que ces atteintes superficielles ne semblent pas suffisantes, et qu'on les voit se frapper la tête avec les poings, pour atteindre, par une impression et une secousse plus fortes, un siége à l'abri des premiers moyens.

L'effet de ces incisions superficielles est d'alléger momentanément la souffrance, tout en laissant des causes qui doivent la rappeler par les nouvelles lésions du tégument qu'elles occasionent et dont elles augmentent et entretiennent l'irritation. La matière ichoroïde qui s'écoule alors n'a évidemment d'autre rapport avec le favus que d'être produite par une inflammation dont il est la cause, sans participer en rien à sa nature particulière.

A ce période, la teigne faveuse se complique de tous les accidens funestes qu'elle fait naître dans le système dermoïde, sans qu'on doive pour cela la confondre avec eux. Il est entr'-ouvert alors par des fissures, des crevasses qui laissent écouler une sanie purulente qui sert à alimenter la fermentation générale; mais les ravages ne s'arrêtent pas dans le tissu réticulaire, ils le franchissent pour envahir le tissu cellulaire. Des exemples, toutefois assez rares, ont prouvé que le péricrâne pouvait être entamé, détruit, de manière à laisser passage à un principe assez actif pour corroder même la substance osseuse.

L'irritation du derme affecte naturellement

l'épiderme qui, bien au-delà du lieu où sont fixés les tubercules, présente des altérations sensibles : c'est ainsi qu'il devient rugueux chez quelques malades jusqu'aux deux tiers du front, quoique la teigne ne règne que sur la tête. Il se gerce enfin, se détache et tombe par particules furfuracées.

Au milieu de la désorganisation du cuir chevelu et de l'effervescence des fluides dont il est imprégné, par suite de la phlegmasie intense qui le tourmente, on voit assez fréquemment apparaître des pustules, mais qui se rompent et qui ne donnent jamais, ainsi que les autres excoriations du derme, naissance à des tubercules faveux caractérisés par le godet et la rétention dans leur sein d'une matière compacte qui s'augmente et se durcit sans cesse; on ne saurait les confondre avec les follicules, malgré l'effet de la première apparence, lorsqu'on cherchera les signes distinctifs de ces derniers.

Les désordres que nous venons de signaler ne se manifestent qu'après que les follicules, arrivés au point où ils ne peuvent plus se distendre, se sont rompus et ont ainsi rendu libre la matière qu'ils contenaient. Jusqu'alors ils n'avaient fait qu'exercer une pression sur le corps réticulaire, pression funeste sans doute, mais beaucoup moins que le contact immédiat de la matière faveuse qui, par son âcreté et l'aspérité de ses débris, détermine et fomente les accidens graves qui suivent cette rupture. Une fois rompus, ils ne peuvent plus prendre aucun accroissement, ils sont morts.

Quoique le follicule puisse être considéré comme anéanti, puisque ses moindres débris mêmes sont dispersés, néanmoins son histoire spéciale n'est pas terminée, et nous nous hâtons d'y revenir.

Les altérations causées par la rupture des alvéoles pourraient l'être également par l'introduction d'autant de corps étrangers de même volume dans l'épaisseur du derme : et l'on ne saurait spécialement les attribuer au principe qui a déterminé la maladie propre du follicule. Il paraît toutefois que ce principe a une mission qui ne se borne pas à faire naître ce que nous avons déjà remarqué dans le follicule, mais que, par une marche constante, c'est lui qui va détruire, jusque sous la peau, les parties qui ont avec lui une affinité intime. Le bulbe doit avoir des rapports dans son organisation et ses moyens sécrétoires avec le follicule, si le poil doit recevoir dans le sein du dernier un complément quelconque de son existence, ainsi que portent à le croire les inductions physiologiques que nous avons déjà, mais faiblement, indiquées.

Il n'est donc pas trop étonnant que le principe qui a pu faire naître une affection dans le follicule, puisse exercer la même faculté sur des parties qui ont quelque analogie avec lui et avec lesquelles il est en communication immédiate par des fonctions qui se prêtent un mutuel secours, et par des conductions directes, tels que le poil et la gaîne membraneuse qui, de l'orifice du follicule, descendent s'implanter dans le bulbe, et se confondre, pour ainsi dire, avec lui. C'est sous les auspices de ces présomptions fortes que l'on peut attribuer au principe de la maladie folliculeuse les phénomènes suivans.

Un petit bouton rouge inflammatoire entoure le cheveu à sa base, et remplace le follicule détruit; ce bouton pustuleux se rompt et produit un petit ulcère qui dévore en descendant peu à peu la gaîne membraneuse, et vient se fixer sur le bulbe qu'il consume aussi à son tour. C'est là l'origine de ces ulcères sous-cutanés qui jusqu'ici n'ont été que vaguement observés.

Le temps que cet ulcère met à traverser ainsi le derme et à opérer la destruction totale du bulbe, varie d'après les individus qui diffèrent par l'épaisseur et la densité du cuir chevelu.

Lorsque le bulbe est ainsi anéanti, le principe faveux, proprement dit, n'a plus d'effet à produire ; il s'évanouit : et si néanmoins des altérations plus profondes que le tissu cellulaire où les bulbes sont implantés accompagnent la teigne faveuse, on ne peut les attribuer au principe qui a cessé d'exister, mais à la désorganisation générale du derme que nous avons décrite, et qui est causée par la présence dans le corps muqueux réticulaire des follicules excessivement développés, et surtout par le contact immédiat de la matière qu'ils laissent échapper par leur rupture.

Le bulbe une fois détruit, le cheveu qui puisait la vie dans son sein tombe pour ne jamais renaître.

Si l'on généralise maintenant les phénomènes de ce dernier période, on expliquera facilement les dernières traces qu'il imprime sur le cuir chevelu. Partout où les tubercules ont été rapprochés et unis ensemble, lorsque les bulbes correspondans sont détruits, la peau est devenue d'une épaisseur bien moindre, la surface est lisse, sèche et privée de toute onctuosité, signes certains de la disparition des follicules sébacés qui en étaient les sources.

La destruction des bulbes a pour résultat immédiat une alopécie qui sera éternelle ; les cheveux ne reparaîtront jamais à la place qui recouvre celle où les bulbes n'existent plus ; si quelques-uns de ces derniers survivent encore et qu'ils ne soient pas entièrement consumés par leur ulcère rongeur, il s'en élèvera encore quelque peu de matière cornée qui, privée d'une partie de la gaîne qui la conduisait à l'extérieur en la faisant passer par le follicule où sa solidification s'opérait, serpentera au hasard sous l'épiderme nouveau sans avoir la force de le traverser, et n'offrira sous le doigt qui voudra la presser qu'une poussière sans consistance.

D'autres fois quelques cheveux épars se montrent encore, mais privés en grande partie des conditions de leur vigueur et de leur santé ou sur le point même de perdre celle de leur existence ; altérés dans leur tissu, décolorés, ils végètent tristement sous une apparence lanugineuse ; ils ne sont animés que d'une vie chétive et éphémère, semblables aux produits de la semence que le hasard a jetée sur une terre inculte et privée des élémens de la fertilité.

Ainsi se termine la teigne faveuse lorsqu'elle n'a pas été la cause d'accidens plus funestes, et qui sont susceptibles de se compliquer à un tel point, que l'altération des facultés morales, la mort même peuvent en être la suite.

On a cité un grand nombre d'individus qui sont parvenus à un âge avancé sans pouvoir arriver à la puberté. Nous donnons des soins en ce moment, à l'hospice de la Charité de Lyon, au nommé François Olivier, de Barcelonnette, âgé de quinze ans. Il est depuis son jeune âge la proie du favus dont on n'a pu le délivrer par la calotte et d'autres méthodes. Au lieu d'être retenu dans une espèce d'enfance perpétuelle, il a été, pour ainsi dire, lancé brusquement à l'autre extrémité de la vie; ses cheveux sont blancs, sa taille assez élevée a toute l'habitude de la caducité; les rides profondes qu'amènent les années sillonnent son visage, et tous ceux qui l'ont vu l'ont pris d'abord pour un petit vieillard de soixante-dix ans. M. le docteur Richard de Nancy, chirurgien en chef de cet hospice, attentif à tout ce qui intéresse l'art dans lequel il excelle, met un grand soin à ne rien laisser échapper de ce qui s'offre à son observation dans l'exercice de son majorat; il a été frappé des dégradations précoces de l'extérieur de ce jeune malade, et il l'a fait peindre pour conserver cette preuve de la puissance funeste du favus.

L'étendue de l'alopécie est proportionnée à celle qu'occupaient les agglomérations des croûtes faveuses, lorsque les bulbes correspondans ont été détruits par les derniers effets de l'affection. Elle peut ainsi se borner à des places plus ou moins considérables et quelquefois devenir universelle.

Lorsque la teigne se trouve ainsi guérie naturellement, nous avons fait la remarque qu'il repousse assez souvent, par la suite, quelques cheveux épars, rudes, et si gros que, sans exagération, on peut les comparer à des crins de cheval.

Il peut arriver que quelques bulbes et quelques follicules se soient trouvés, par une cause inconnue, à l'abri de la destruction générale de leurs analogues. Dans ce cas un bulbe sain a pu sécréter librement la substance qu'il partageait auparavant avec ceux qui l'entouraient de près; il a pu lui-même prendre du volume sans obstacle, et fournir avec plus d'abondance au cheveu les alimens destinés à entretenir sa vigueur ; c'est ainsi que l'on a soin d'arracher les arbustes qui croissent autour de celui que l'on destine à devenir un arbre majestueux. Voilà l'unique explication que nous ayons trouvée à cette singularité.

Nous devons aussi faire remarquer que les cheveux, pendant le cours de la maladie, sont susceptibles d'éprouver diverses décolorations ; il n'est pas rare de voir, seulement sur les places affectées du favus , les cheveux devenir fauves, jaunâtres, souvent gris et blancs, tandis que sur les places saines ils conservent leur couleur et leur éclat ordinaire. Lorsque nous avons guéri la maladie, les cheveux qui étaient simplement devenus jaunâtres ou lanugineux, se reproduisent ensuite avec leur couleur et leur vigueur primitives ; il n'en est pas de même lorsque le favus les a rendus gris ou blancs, ils restent tels, même après leur régénération.

Pour rendre plus complet ce que nous avons dit de la marche du favus et des phénomènes qui l'accompagnent, nous reviendrons sur nos pas, et nous expliquerons quelques circonstances qui pourraient, au premier abord, paraître extraordinaires quoiqu'elles ne soient que la conséquence des faits que nous avons établis, et qu'elles ne les contredisent en rien.

Lorsque l'on a fait tomber les croûtes faveuses, elles recommencent à se former de la même manière que la première fois, et même avec plus de rapidité. Il faut se rappeler, pour n'être pas étonné de cette apparition nouvelle, que les follicules sont réunis en nombre infini sur toute l'étendue du cuir chevelu, que leur affection ne commence pas dans tous au même instant, mais qu'ils se la communiquent plutôt les uns aux autres successivement, de telle sorte que les diverses phases, même les plus voisines de la naissance, peuvent être observées sur la même tête à côté de celles qui sont le plus près du dernier terme.

Lorsqu'on enlève un tubercule volumineux, on aperçoit facilement, attaché dessous et aux côtés, une infinité de follicules déjà malades; il est probable que le follicule qui s'est fortement distendu n'a pu le faire que par la sécrétion plus abondante de la matière qui s'est amoncelée dans son sein, faite au détriment de la part qui en revenait à ceux qui l'avoisinent, et qui n'ont pas reçu en même temps que lui une sur-excitation de leur faculté sécrétoire; ils ne se développent que faiblement, jusqu'à ce que la disparition de celui qui les tenait dans la disette, leur ait rendu l'abondance de la matière qu'ils s'approprient désormais en pleine liberté, et qui bientôt leur aura procuré la dimension de celui qui leur a cédé la place. Remarquons toutefois que leur part sera encore inégale parce que ceux qui avaient déjà plus de volume et plus de moyens pour s'emparer de la substance sébacée, imiteront le premier, et, comme lui, tomberont pour être remplacés par ceux qui en seront, pour ainsi dire, plus dignes par l'accroissement qu'ils auront déjà obtenu.

Lorsque des applications convenables amènent la chute des tubercules, ils disparaissent tous, quel que soit leur degré de développement: mais leur régénération n'en a pas moins lieu; il est évident alors que les follicules qui n'étaient point encore parvenus à l'état tuberculeux sont demeurés intacts, et qu'ils ne commencent qu'alors à être affectés et à se distendre de la même manière que ceux qui les ont précédés, et qui n'ont point entraîné avec eux le principe de la maladie folliculeuse. Au reste, nous pensons, et il ne nous paraît pas même douteux que de nouveaux follicules ne soient reproduits et ne viennent remplacer ceux qui ont été détruits.

L'alopécie n'est pas toujours la suite de la teigne faveuse, même de celle qui a régné pendant plusieurs années. Cela arrive sur les individus qui ont le cuir chevelu très-épais et en même temps plus compacte par l'implantation d'une multiplicité plus grande de cheveux. Dans ce cas, d'une part il peut arriver qu'un grand nombre de bulbes aient été détruits sans que pour cela l'alopécie soit devenue sensible parce que les cheveux étant extrêmement nombreux n'ont été qu'éclaircis, et ont pu acquérir individuellement du volume, de sorte qu'il n'en est résulté aucun changement dans l'apparence ordinaire de la chevelure; et de l'autre, l'ulcère qui doit détruire le bulbe producteur du cheveu met un temps beaucoup plus long à descendre jusqu'à la région sous-cutanée; il peut rencontrer des obstacles à son trajet, user ainsi son principe d'activité, et s'évanouir avant d'avoir opéré le ravage qui ordinairement n'échappe pas à sa ténacité.

Cette exception à la règle générale que nous avons posée, et qui consiste dans la mission constante du principe faveux, d'anéantir non-seulement le follicule, mais encore la gaîne membraneuse du cheveu, et enfin le bulbe sous-cutané, ne lui porte aucune atteinte, et, loin de l'affaiblir, la confirme au contraire. En effet, dans ce dernier cas, pourquoi le favus a-t-il mis un temps beaucoup plus considérable pour n'exercer que la moitié de ses ravages, que lorsqu'il les opère tous entièrement? N'est-ce pas qu'il a rencontré dans sa marche des obstacles qui ne sont pas ordinaires, qu'il a lutté longuement pour les surmonter? S'il a été vaincu, son opiniâtreté n'a-t-elle pas révélé suffisamment ce qu'il voulait faire encore, et quel était le but vers lequel tendaient ses efforts?

Lorsque l'on est parvenu à détruire, avant le dernier période de la maladie, les follicules affectés et avec eux le principe faveux, ce que nous obtenons infailliblement par le traitement que nous employons, les bulbes n'ont rien à craindre, et l'alopécie n'a jamais lieu. Mais si l'on objecte que le bulbe et le follicule ont des affinités intimes, comme nous l'avons avancé, non-seulement par l'aptitude commune à être attaqué par le même principe morbide, mais encore par les fonctions productives et conservatrices qu'ils remplissent en faveur du cheveu, ce dernier doit nécessairement se ressentir de la disparition du follicule : disparition, au surplus, qui rendrait la guérison incomplète sous un autre rapport, puisque la peau n'éprouvait plus l'influence salutaire qu'exerçait sur sa surface l'épanchement de la matière sébacée : nous répondrons que les follicules, dans ce cas, se reproduisent, et que l'état normal reparaît dans son intégrité.

L'organe cutané est destiné spécialement à protéger contre les atteintes des corps extérieurs des tissus très-délicats et surtout très-impressionnables ; il a dû recevoir de la nature les moyens de résister avec avantage à ces mêmes atteintes, et de réparer promptement les lésions qu'elles pourraient lui causer. Aussi voyons-nous que les coupures, les déchirures qui ne font qu'entamer l'épaisseur du derme, se réparent facilement, et ne laissent même, après elles, aucune trace ; il n'en est pas ainsi lorsqu'il a été traversé dans son entier, et qu'il a été divisé dans son étendue par des solutions de continuité complètes : la faculté reproductive a été détruite, et des cicatrices attesteront à jamais la privation des bienfaits de la régénération.

Plus les parties se rapprochent de l'extérieur, et plus elles doivent être douées de cette faculté de se reproduire; ainsi, l'épiderme, les follicules doivent être les premiers à en éprouver les effets, de même qu'ils sont les premiers victimes du choc des corps étrangers.

Lorsque l'ulcération et les autres excoriations du derme produites directement ou indirectement par le favus, sont arrêtées dans l'épaisseur du derme, soit par le seul secours de la nature, soit par celui de l'art, il n'en reste aucune trace; tout se renouvelle et revient à l'état normal; les follicules renaissent s'ils ont été détruits, et la surface de la peau reprend son ancien aspect, et se trouve lubréfiée par la substance sébacée.

Mais si le derme a été traversé entièrement, et que les ravages se soient étendus jusqu'à la région qui lui est inférieure, il est certain que les traces laissées par les diverses lésions ne seront pas effacées, les pertes de substance seront irrévocables; et leur étendue sera marquée ostensiblement par la diminution de l'épaisseur de la peau; les follicules ne reparaîtront plus; les places qu'ils occupaient seront, comme nous l'avons dit, lisses, luisantes, sèches et nullement adoucies par l'onctuosité dont les sources sont taries.

La teigne ne reviendra jamais non plus se manifester sur ces places ou plutôt ces espèces de cicatrices. Les follicules dont le développement la constitue n'existent plus. Quant aux cheveux et aux bulbes qui les font naître, nous nous sommes déjà expliqué à cet égard avec assez d'étendue pour n'avoir pas besoin d'y revenir encore.

Les places frappées d'alopécie sont devenues, sous le rapport du favus, semblables à la plante des pieds, à la face interne des mains, lesquelles, par une organisation particulière du tégument qui les couvre, sont privées de follicules, de poils de toute espèce, de duvet même, et se trouvent pour cette raison à l'abri de l'atteinte de cette affection.

Il est bien évident que l'enlèvement général des follicules peut faire disparaître la teigne faveuse, et ce résultat, il faut l'avouer, a été obtenu quelquefois par la calotte, ce qui malheureusement a contribué à faire subsister l'usage de ce traitement barbare qui dans tous les temps a été plus funeste qu'utile, si l'on songe que, abandonné à des gens sans science et sans discernement, il a été appliqué indistinctement à toute espèce de teignes, et même à tous les cas de la teigne faveuse ; tandis qu'il n'en est qu'un auquel il puisse convenir, si toutefois il est convenable d'employer un remède pire que le mal.

Disons dès à présent que ce moyen inutile et toujours nuisible dans les autres teignes, ne peut présenter une chance de succès dans la faveuse que dans une circonstance qui n'est reconnue sûrement que par ceux qui ont pour guide une longue expérience. Pour peu que le favus y soit parvenu, c'est vainement que l'on fera subir au malade la torture de la calotte, les tubercules reparaîtront. Puisse cette observation n'être pas perdue pour l'intérêt de l'humanité, et faire quelque impression sur ceux qui s'efforcent de guérir cette affection! puissent-ils du moins être portés à se rendre capables de distinguer les diverses espèces de teignes, et le nombre de méprises qui ont déjà fait trop de victimes deviendra moins considérable!

L'inefficacité de ce traitement dans la teigne faveuse est constatée d'une manière irrécusable par les registres d'admission des hôpitaux de Paris; une foule de malades, sur lesquels on s'était opiniâtré à l'opérer pendant plusieurs années, y sont enfin venus réclamer des secours d'une autre nature.

Hilaire Frevin et l'une des filles que M. Alibert cite comme exemples des suites qui peuvent résulter de la teigne faveuse lorsqu'elle s'est manifestée dès la naissance et qu'elle a été long-temps privée des moyens de curation convenables, offraient tous les symptômes du favus parvenu à son plus haut degré d'intensité; son influence avait chez eux été assez puissante pour arrêter la croissance générale et retarder le développement des organes de la génération; effets funestes qui, pouvant ainsi aller tarir jusqu'aux sources de la vie, doivent seuls frapper de réprobation l'opinion de ceux qui n'ont pas craint d'affirmer qu'il fallait abandonner cet exanthème à lui-même et attendre sa guérison de la nature seule.

Ces malades étaient du nombre de ceux qui nous furent donnés, en 1807, pour faire l'essai de notre traitement. L'état déplorable où ils étaient réduits par les ravages cruels qu'avait exercés sur eux cette affection, était bien capable de mettre à l'épreuve toute son efficacité. Ils avaient déjà subi pendant dix ans le supplice de la calotte et toujours en vain, et vainement encore l'aurait-on prolongé. Ils ont été guéris, dans l'espace de six mois, par notre méthode; avec ces derniers se trouvait aussi un nommé Papillon, qui avait été comme eux soumis pendant le même temps aux infructueuses et cruelles tentatives de la calotte; il était réduit à un état de dépérissement sensible, et présentait tous les signes de favus invétéré; mais, plus jeune que les autres, il n'avait pas encore éprouvé d'atteintes appréciables sous le rapport de la puberté; guéri comme eux, il est parvenu ensuite à une constitution extrêmement robuste.

Nous avons guéri une année après, au traitement externe du même hôpital, un nommé Jean Leroux, âgé de quarante-cinq ans. Il était depuis sa jeunesse atteint de la teigne faveuse, et, pendant vingt années consécutives, il avait été soumis aux épreuves de la calotte, tant aux Dames-Saint-Thomas qu'à la Pitié et à l'hôpital Saint-Louis même. Jamais l'inefficacité de ce procédé extraordinaire n'a été mieux prouvée que sur lui, et il avait acquis plus que tout autre le droit de maudire une routine aveugle dont il avait si long-temps enduré les inutiles tortures. Délivré enfin de ce qui avait fait jusqu'alors le tourment de sa vie, il conçut de vifs sentimens de reconnaissance pour ceux qu'il appelait ses libérateurs, et, pendant dix années, il est venu presque chaque semaine leur en exprimer la sincérité.

Nous pourrions multiplier à l'infini les citations de ce genre, et nous n'aurions qu'à les extraire des registres des hôpitaux de Paris; la plupart des teigneux qui s'y présentent, surtout maintenant ceux qui viennent des provinces, ont été traités par la calotte, et leur recours à un autre moyen indique assez combien les effets du premier ont été peu favorables.

Ce travail au surplus a été fait par M. le docteur Rayer, dans son ouvrage sur les maladies de la peau; il est entré dans des détails assez étendus sur la manière dont nous procédons au traitement spécial qui nous est confié dans les hôpitaux de Paris, et il s'est plu à rendre justice à son efficacité; il a pris la peine de relever sur les registres du bureau central, depuis 1808 jusqu'à 1819, année par année, le nombre des individus inutilement soumis antérieurement au supplice de la calotte ou à d'autres tentatives empiriques, et que nous avons guéris ensuite.

M. le docteur Rayer a eu, entre autres mérites, celui de ne pas tomber dans l'erreur commune sur cette matière ; il s'élève fortement contre elle, il insiste sur la nécessité de ne plus considérer les teignes comme une variété de la même espèce. La partie de son ouvrage que nous citons est transportée tout entière dans le Dictionnaire de médecine et de chirurgie, au mot *teigne ;* nous y renvoyons nos lecteurs, et nous nous abstiendrons de prouver ce que nous avançons par des citations que nous pourrions multiplier à l'infini.

On a mis encore en usage, et surtout en Angleterre, un procédé qui a pu quelquefois obtenir un effet semblable à celui de la calotte ; il consiste à arracher les cheveux un à un avec des pinces, et à enlever en même temps les follicules auxquels ils adhèrent. S'il s'agissait de décider quelle est celle des deux méthodes qui mérite la préférence, nous doutons que la dernière y pût prétendre.

En effet, sous le rapport de la douleur qu'elles peuvent causer, elles sont aussi cruelles l'une que l'autre. Si la calotte présente quelque chose de plus hideux, elle s'enlève brusquement, et la souffrance ne se perpétue pas comme dans le cas d'une épilation violente et de longue durée ; si la calotte est appliquée au moment convenable, elle peut enlever les follicules et avec eux le mal, tandis que, dans la même circonstance, le procédé anglais ne peut pas sûrement obtenir le même résultat; car si l'on songe à la rapidité de la marche du favus, on sentira que le temps qu'il faut pour arracher un à un tous les cheveux de la tête, doit laisser avancer le mal d'un degré à un autre, et empêcher ainsi le résultat qui aurait été obtenu par un moyen analogue, mais qui aurait agi instantanément sur tous les points.

La durée de cette opération augmente nécessairement de ce qu'elle ne peut pas se pratiquer sans des intervalles de repos. Un malade ne pourrait au plus la supporter pendant une heure ou deux, et quel est le médecin qui pourrait y consacrer chaque jour un espace de temps plus considérable? Comment surtout exécuter ce traitement dans les hôpitaux de Paris où cinq ou six cents malades se présentent à la fois? Pour y suffire, il faudrait avoir à sa disposition une armée de chirurgiens.

Ce moyen, au surplus, ne pourrait être utile que dans le cas assez rare où la teigne faveuse est bornée à une place très-exiguë, de manière à former ce que nous appelons un grain; encore faudrait-il que l'affection n'eût pas dépassé le premier degré où nous avons dit que la calotte avait produit et pouvait produire un effet salutaire; mais, dans tous les autres cas, il serait aussi inutile qu'elle et tout aussi barbare; il est bien évident que le temps qu'il nécessite doit contribuer à son inutilité. Tandis que les follicules, qui n'ont pu être enlevés qu'en dernier lieu, ont eu le temps d'acquérir un degré de plus d'altération, les premiers arrachés ont eu celui de se reproduire avec les cheveux. L'on se rappelle ici involontairement l'épigramme latine contre un barbier peu expéditif, et l'on sent combien est juste l'application de ces mots :

Tondenti altera barba cadit.

Tout se réunit donc pour rendre inconcevable que l'on s'opiniâtre encore à exercer des tortures que l'expérience a démontrées si souvent inutiles, et dont la barbarie au surplus rachèterait au centuple les avantages qu'elles pourraient procurer; puissent les observations, que notre longue pratique nous a mis dans le cas de faire, contribuer à la chute d'une routine funeste qui se perpétue, même dans certains hôpitaux, malgré la réprobation dont l'a frappée M. le docteur Alibert, et tous ceux qui peuvent, comme lui, donner à leurs anathêmes la force et l'autorité du savoir et du talent!

Quelquefois l'exanthème faveux ne règne que sur un point peu étendu de la tête et ne le dépasse jamais; il y persiste pendant plusieurs années, parcourt les diverses périodes que nous lui avons assignées, et disparaît enfin en laissant à la place qu'il occupait une alopécie qui doit à jamais attester son passage; c'est là ce que nous appelons un grain de teigne faveuse.

Nous avons dit, et il est certain, que la teigne faveuse peut occuper les diverses régions du corps autres que celles de la tête; cela ne paraîtra pas étonnant, puisque nous avons démontré que cette affection est propre, non au cuir chevelu, mais aux follicules sébacés qui sont semés dans toute l'étendue de la peau, toutefois en nombre plus ou moins grand, ce qui fait que le cuir chevelu où ils sont plus multipliés paraît en être habituellement le siége, et surtout présente des phénomènes particuliers qui sont dus à la multiplicité et au rapprochement immédiat de ces petits organes sur cette région, où les poils sont aussi en plus grande quantité; nous insistons de nouveau sur cette proportion numérique entre les follicules et les poils, et sur les rapports intimes que nous croyons exister entre eux; ils ne seront pas inutiles à l'explication des différences qui existent, à raison de l'âge, dans la manifestation des tubercules faveux hors de la région de la tête.

Les poils, et par conséquent les follicules, acquièrent leur complément d'existence au cuir chevelu avant même de se manifester ailleurs ; ainsi les enfans ont des cheveux avant que l'on découvre sur eux aucune autre villosité, si ce n'est un léger duvet, dont l'identité avec les vrais poils qui naîtront un jour, est loin d'être constatée; les follicules doivent suivre les mêmes degrés de développement, et leur susceptibilité à recevoir l'influence du principe faveux doit varier dans la proportion de ce développement; aussi l'on ne voit pas la teigne faveuse se manifester ailleurs que sur le cuir chevelu, au-dessous de trois ans, et elle gagne promptement cette région lorsqu'elle a paru d'abord sur la partie supérieure de la face, car on ne la découvre jamais plus bas. Chez les enfans plus âgés, elle peut descendre aux parties inférieures, mais rarement, et monter également de celles-ci à la tête : telle est la règle générale; elle éprouve néanmoins quelques exceptions, mais bien peu fréquentes; nous pourrions en citer des exemples, entre autres l'enfant de la nommée Beaugrand, trameuse, rue des Ermites, n. 86, à Rouen. Peu de jours après sa naissance, un tubercule faveux apparut près du nombril, mais l'affection n'a pas tardé de gagner la tête; nous observerons en passant que cette mère avait eu déjà trois enfans atteints de cette teigne, et que son mari l'avait eue dans sa jeunesse.

La demoiselle Gigot, atteinte d'une teigne faveuse, s'était d'abord présentée au bureau central pour suivre notre traitement : elle a cessé de s'y soumettre avant sa guérison, et elle s'est mariée à un serrurier, nommé Duchaux, rue d'Argenteuil, n. 25, à Paris; elle est accouchée d'une fille qui, cinq jours après sa naissance, a été atteinte de la teigne faveuse, d'abord aux tempes, aux sourcils, ensuite sur la tête et enfin sur tout le corps; cet enfant, à l'âge de deux mois, était réduit à un état déplorable; il nous fut amené par sa mère qui avait aussi la tête couverte de tubercules faveux; nous les avons traitées et guéries ensemble : depuis ce temps, la mère a eu d'autres enfans qui n'ont encore rien éprouvé de semblable. Il sera bon de ne pas oublier ces deux observations qui se réuniront à celles que nous présenterons encore lorsque nous en serons à examiner si ce hideux exanthème peut être la matière d'un funeste héritage.

Chez les vieillards, au contraire, la teigne faveuse ne se manifeste pas à la tête, parce que les cheveux et les follicules ont déjà reçu les atteintes de l'âge; ils sont tombés pour la plupart, et ceux qui existent encore ne conservent qu'une vie précaire et débile; la surface du cuir chevelu, privée de cheveux, est luisante et lisse, comme celle qui a été dépouillée par l'effet du favus. Les follicules sont évidemment diminués de nombre comme les cheveux, ou du moins ils ont perdu l'activité de leur jeunesse; ils ne sont plus stimulés par le principe morbide qui jadis était susceptible de surexciter leur action et de les altérer par les phénomènes qui en étaient la suite et que nous avons décrits. Il n'en est pas de même de ceux qui sont encore en vigueur dans les régions moins élevées; parvenus au développement de leur vitalité plus tard que les premiers, plus tard qu'eux aussi l'ont-ils conservée, et avec elle la faculté d'éprouver des accidens à l'abri desquels les années ont mis leurs devanciers. C'est ainsi que la vieillesse semble abandonner au jeune âge l'énergie de la sensibilité en même temps que les dangers et les suites funestes des passions.

Nous avons vu deux ou trois exemples de teigne faveuse se manifestant sur la tête de septuagénaires; mais ce qui confirme la vérité de ce que nous avons avancé, c'est que chez eux les années avaient été sans puissance à cette région. La nommée Anne Guyot, veuve Colombat, de Montluel près de Lyon, qui s'est présentée à nous, à l'hospice de la Charité de cette dernière ville, était âgée de soixante-six ans, et depuis quatre ans elle avait cette teigne, dont elle avait été atteinte en se servant d'un peigne qu'elle avait imprudemment prêté à des enfans qui en étaient infectés; elle a été guérie dans l'espace de quatre mois. Une autre femme, âgée de soixante-douze ans, d'Enfreville près Rouen, en était atteinte seulement depuis deux ans; les cheveux de ces deux femmes, malgré leur âge avancé, étaient encore dans toute leur vigueur; ils étaient d'un beau noir, et nous en avons conservé deux mèches comme une chose assez rare.

Nous avons soigné à l'hôpital Saint-Louis un jeune homme de dix-sept ans, dont nous regrettons de ne pas nous rappeler le nom, le registre de cette année s'est égaré. Il avait été envoyé et recommandé par M. le docteur Roussille de Chamseru, membre du bureau central d'admission, comme étant du même pays que lui. Il fut apporté sur un brancard; sa tête et son corps étaient couverts de croûtes faveuses; ces croûtes étaient plus larges et plus épaisses précisément aux endroits où l'on sait que les follicules sont plus nombreux; nous n'avons jamais vu cette teigne présenter à la fois, sur le même individu, tous les symptômes qui sont capables de l'accompagner comme dans cette circonstance. Il en était atteint depuis sa première enfance; tous les traitemens lui avaient été infligés, et celui de la calotte n'avait pas été oublié. L'invasion du favus, à cet âge, sur toutes les parties du corps, dénotait que les follicules étaient arrivés au point nécessaire pour en recevoir l'impression, en même temps que le développement du système pileux attestait une force générale de constitution; aussi, après sa guérison, ce jeune homme est parvenu promptement à un état de santé florissante. Les ongles des pieds et des mains présentaient, au plus haut degré, les altérations qui leur sont propres lorsqu'elles résultent de l'influence faveuse; ils étaient devenus très-épais et tellement branchus à leurs extrémités, qu'il nous est venu dans la pensée, en les considérant, la statue de Daphné, changée en laurier, où l'on aperçoit le passage de la nature humaine à celle de l'arbuste, quoiqu'il y ait loin de l'aspect gracieux de ce produit de l'art à celui d'un infortuné réduit à un état si pitoyable par une affection dont on prétend qu'il faut attendre la guérison de la nature seule.

Ces altérations des ongles, quelquefois concomittantes de la teigne faveuse, ne doivent pas être passées sous silence, et elles méritent quelques observations.

M. Blainville a été conduit, par ses profondes recherches sur l'anatomie comparée, à reconnaître le bulbe pileux comme l'origine commune de toutes les substances cornées, quelle que soit la forme sous laquelle elles apparaissent. Lorsque le bulbe est isolé il donne naissance à un poil. Mais lorsque plusieurs bulbes sont agglomérés, leur produit devient composé, et c'est par une intime complication de poils que se constituent les ongles, les cornes, les plumes; la conséquence a été poussée jusqu'aux dents et jusqu'à l'œil même.

Si le principe faveux a pour faculté propre

de pouvoir attaquer le follicule, et ensuite le bulbe et les corps qui leur sont intermédiaires, on ne sera pas étonné qu'il puisse agir sur les ongles, à raison de leur nature pileuse.

Ainsi, dans ce cas, les altérations des ongles confirment à la fois et l'opinion de M. Blainville et celle que nous avons émise sur l'affinité qui unit le bulbe et le follicule. Le principe propre à déterminer la naissance du favus serait sans effet sur les ongles, si ces derniers n'avaient aucun rapport avec le poil, et il en serait de même, s'il bornait son action au follicule et ne l'étendait pas jusqu'au bulbe, en affectant le tube membraneux qui leur sert de communication immédiate.

L'altération des ongles, causée par le favus, paraît résulter d'un trouble et d'une augmentation de la sécrétion cornée qui les constitue, car ils augmentent d'épaisseur et s'alongent d'une manière insolite. La régularité et le poli de leur état normal font place à une rugosité longitudinale; ils se divisent par branches à leur extrémité, ils ne tombent pas, et ils acquièrent une sensibilité qui n'est pas ordinairement leur partage; leur couleur prend la teinte jaunâtre du favus.

Cette désorganisation est de telle nature

qu'elle ne cesse pas d'exister avec tous les autres symptômes du favus; elle persiste encore après la guérison la plus assurée, et ne disparaît jamais; il faut que l'organe sécréteur ait conservé entière la modification qui lui avait primitivement été imposée. Cet accident des ongles diffère de celui qui a lieu sous l'influence de certaines affections cutanées, telle que la dartre squammeuse; dans ces derniers cas, l'ongle ne semble altéré que dans sa superficie; sa couleur devient d'un blanc mat; lorsque la cause est détruite, les effets disparaissent peu à peu, et tout finit par rentrer dans l'ordre; et, si la chute de l'ongle a eu lieu, il repousse ensuite sans aucune difformité.

Les malades, dans cette espèce de teigne, sont portés par un attrait auquels ils résistent difficilement, à se gratter avec les ongles; il en résulte que le principe faveux s'inocule, pour ainsi dire, par la partie charnue qui est au-dessous de l'ongle, pénètre jusque dans la source qui le produit et occasione ainsi sa difformité.

C'est ainsi que la teigne faveuse se transmet aux ongles de la main; mais comme ce phénomène se fait aussi remarquer à ceux des doigts du pied, la distance qui existe entre eux et le siége ordinaire du favus, ne permet pas toujours de l'attribuer à cette sorte d'inoculation. Il n'est pas douteux que cette affection ne vienne quelquefois attaquer les ongles par un développement intérieur, lorsqu'elle n'est pas simplement locale, mais qu'elle est devenue constitutionnelle; cela est si vrai que ces altérations sont plus considérables et mieux caractérisées, lorsque le mal est invétéré et qu'il a persisté après la puberté.

Lorsque les tubercules faveux apparaissent hors de la région de la tête, si l'âge du sujet ne laisse pas de crainte qu'elle s'y propage, ils ne pronostiquent rien de fâcheux; quelques bains suffisent pour les faire disparaître.

La différence si remarquable de ténacité, entre ce dernier cas et celui où les tubercules sont fixés au cuir chevelu, n'a rien qui doive surprendre, et elle s'explique facilement à l'aide de notre système auquel elle donne une nouvelle confirmation.

Les follicules sont rapprochés intimement et en nombre infini sur le cuir chevelu; il en résulte qu'ils se communiquent facilement leur maladie de l'un à l'autre; la chute de ceux qui sont parvenus à leur dernier période ne fait que faciliter le développement de ceux qui les remplacent. L'extension si considérable et si multipliée de ces organes dans l'épaisseur du derme, y cause les déchiremens, les ulcérations, les inflammations diverses qui compliquent si horriblement la maladie folliculeuse. Les croûtes, par l'agglutination des cheveux, sont retenues long-temps sur le corps réticulaire enflammé, et contribuent encore à augmenter la phlogose qui le tourmente; elles empêchent encore l'écoulement de la matière ichoreuse et purulente qui, à son tour, augmente l'irritation qui la produit elle-même; de là des douleurs sourdes, des cuissons intolérables qui occasionent de nouveaux déchiremens de la peau par les efforts des malades pour en apaiser la cruelle sensation.

Dans les autres parties du corps, au contraire, ces accidens ne peuvent se reproduire, parce que les mêmes causes ne s'y rencontrent pas. La peau est moins dense, les poils moins nombreux et moins rapprochés; les follicules se trouvent plus isolés; il en résulte que le favus n'est contrarié en rien dans sa marche, l'alvéole se développe aisément, se rompt et se détache sans occasioner de graves ravages. L'irritation n'est correspondante qu'à la place occupée par la vésicule sébacée, et elle ne peut former, avec les autres points semblables qui sont éloignés les uns des autres, une surface continue et en proie à une irritation rendue universelle par la contiguité des foyers d'inflammation, comme cela arrive au cuir chevelu. Le même éloignement des follicules rend difficile la communication de l'un à l'autre: leur chute étant une fois obtenue, la nature se hâte d'effacer les traces que peuvent laisser ces lésions légères, et c'est ainsi que la ténacité de cette teigne disparaît là où ne se rencontrent pas les élémens propres à l'entretenir.

Il est impossible de motiver autrement la différence qui existe dans l'opiniâtreté de cette teigne, d'après les régions qu'elle occupe, si l'on ne la regarde pas comme une affection folliculeuse, mais comme une affection cutanée, produite par une éruption psydraciée, et que l'on reconnaisse néanmoins qu'elle se manifeste ailleurs que sur la tête: on sera embarrassé d'expliquer sa ténacité spécialement à cette région; l'énergie de l'éruption étant toute interne, ne doit faiblir nulle part, elle ne peut trouver d'obstacle à son intensité, là où elle n'en a pas trouvé plus qu'ailleurs à son apparition.

On nous objectera sans doute qu'il est des parties du corps, telles que les aisselles, la région pubienne, qui ont une analogie bien grande avec le cuir chevelu par la multiplicité des poils, et qui, loin d'éprouver des ravages aussi funestes que ceux de la teigne faveuse, n'en reçoivent jamais la moindre atteinte, lors même qu'elle a envahi tout le reste du corps, comme dans l'exemple que nous avons cité du jeune homme de dix-sept ans, envoyé à l'hôpital Saint-Louis par M. le docteur Roussille de Chamseru. Nous répondrons simplement que ces parties sont entretenues dans un état de moiteur qui les défend contre la communication du favus; nous aurons occasion de revenir, lorsque nous en serons à examiner s'il est contagieux de sa nature, sur l'efficacité de l'humidité pour paralyser la faculté de la communication.

Une circonstance que nous ne devons pas passer sous silence, et dont nous avons déjà donné deux exemples, c'est que le favus se manifeste quelquefois après la naissance, lorsque évidemment les enfans en ont reçu le germe avec la vie dans le sein de leur mère. Nous n'avons à faire remarquer à ce sujet que ce que nous avons déjà eu occasion de dire, c'est que lorsqu'il n'apparaît pas d'abord sur la tête, il ne tarde pas à venir s'y fixer. Les tubercules du reste ne sont jamais apparens au moment même de la naissance ; il faut au moins deux ou trois jours pour en faciliter le développement qui ne peut s'opérer dans l'utérus. La mucosité qui enduit le corps du fœtus et les eaux dans lesquelles il est plongé, forment un obstacle invincible à ce développement, tant il existe d'antipathie entre le favus et l'humidité de toute nature, ce que nous aurons bientôt lieu de démontrer.

Il arrive quelquefois que la teigne faveuse, sans le secours d'aucune médication, disparaît d'elle-même à l'époque de la puberté; quelques observations de ce phénomène ont probablement servi de base à l'opinion de ceux qui ont avancé qu'il en fallait abandonner la guérison à la nature. Les conséquences d'une pareille imprudence peuvent devenir trop funestes pour ne pas insister à les signaler.

Nous avons déjà cité des exemples qui attestent que l'influence du favus peut ne pas se borner à des efflorescences superficielles, mais encore donner naissance à des désordres qui, pour lui être consécutifs, n'en doivent pas moins lui être attribués. La lésion des tissus de la peau peut être très-profonde; la substance osseuse du crâne peut même devenir la proie d'une corrosion funeste. Une affection de cette nature, lorsqu'elle est grave et qu'elle règne plusieurs années sur une tête, ne doit-elle pas amener des altérations générales dans l'économie? N'avons-nous pas vu des cas où son pouvoir s'est étendu jusqu'à faire avorter la révolution critique de la puberté, à laquelle on avait attaché l'espoir d'une guérison radicale : résultat déplorable, qui trompe une douce attente et ne laisse en échange que le désespoir que doivent apporter avec elles des altérations constitutionnelles contre lesquelles lutteraient en vain les ressources de l'art.

Le moindre inconvénient, mais le plus sûr, est de voir cet exanthème survivre après la puberté avec un degré de plus de ténacité; car les promesses dont on avait été séduit, n'étaient fondées que sur des exceptions rares, tandis que la certitude de la persistance du mal, même après cette époque, était donnée pour une règle générale. La plupart des teignes qui affligent des individus déjà éloignés de l'adolescence, ont franchi, sans atteinte, le passage à la puberté; nous pouvons affirmer que sur un nombre donné de malades, affectés de cet exanthème avant la puberté, un trentième obtiendrait à peine cette guérison naturelle. Quelle folie n'y aurait-il donc pas, pour ne pas dire quelle inhumanité, de jouer ainsi la santé, la vie même de ses enfans contre une chance aussi défavorable !

Mais lors même que la puberté apporterait plus souvent avec elle un aussi beau présent que celui de la destruction de cette maladie hideuse, il faudrait s'en défier et se hâter de le refuser, car il est empoisonné. C'est en vain que les croûtes faveuses ont disparu ; que la peau est redevenue saine ; l'ennemi s'est glissé au-dedans, et des signes funestes annoncent bientôt que sa fureur n'est pas éteinte. Chassé du théâtre où il se plaît à exercer ses ravages, il semble que sa rage s'accroisse par cette contrariété dans la régularité de sa marche, et qu'il se plaise à l'assouvir sur les organes intérieurs dont les fonctions tiennent de plus près à la vie et dont les lésions graves en amènent promptement la fin. L'année, dont le commencement aura vu disparaître l'exanthème dégoûtant qui déparait la tête d'un enfant chéri, se terminera rarement sans voir ses funérailles. Naguère les expressions de la joie ont célébré sa délivrance, et déjà des larmes coulent sur son tombeau.

Nous ne nous livrons à aucune exagération; des exemples nombreux nous ont convaincu que la suppression subite et naturelle de la teigne faveuse, au moment de la puberté, était suivie d'altérations internes plus ou moins graves, et surtout d'affections pulmonaires dont la terminaison était souvent fatale.

Le nommé Joseph Deschamps, bijoutier, rue de Poitou, n. 24, a eu quatorze enfans; tous ont été atteints de la teigne faveuse; six ont suivi notre traitement; les huit autres en ont été éloignés, soit par des conseils, soit par la négligence; mais, chose remarquable! ils ont tous conservé cette teigne jusqu'à la puberté; à cette époque, elle a disparu d'elle-même, mais ils sont tous morts, une année après, de la poitrine; ceux qui ont été traités par nous ont vécu et ont joui depuis d'une bonne santé.

Cette nombreuse famille présente donc un exemple frappant qui vient d'une manière bien concluante à l'appui de ce que d'autres faits plus isolés nous avaient déjà révélé, que la teigne faveuse, supprimée ainsi par l'effet de l'établissement de la puberté, était suivie d'affections organiques extrêmement graves. Il est impossible de ne pas reconnaître cette vérité dans la mort des huit enfans qui avaient éprouvé une guérison naturelle, tandis que les autres ne se sont ressentis de rien après la même époque, quoiqu'ils fussent également délivrés de l'exanthème, mais par un traitement spécial. Si la maladie, qui a enlevé les premiers dans l'année qui a suivi la suppression, n'était pas due à cette suppression, mais à un vice de famille, il aurait été commun à ceux qui ont été traités par nous, quelques-uns de ces derniers auraient succombé, et quelques-uns des autres auraient survécu; car il n'a été fait aucun choix prémédité de ceux qui ont été soumis à notre mode de curation.

La crise de la puberté a toujours des résultats funestes, relativement à la teigne faveuse, soit qu'elle la fasse disparaître, soit qu'elle la laisse subsister; dans le premier cas, elle lui fait succéder des lésions internes plus ou moins graves et très-souvent mortelles; dans le second, elle n'interrompt pas son règne, au contraire, elle le consolide et le rend héréditaire.

C'est à l'époque de la puberté que le favus, qui n'agissait pour ainsi dire qu'à l'extérieur, franchit des limites que jusqu'alors il avait respectées ; de local qu'il était d'abord, il devient constitutionnel, sans que l'apparence superficielle ait subi aucune modification sensible.

Cette vérité importante et incontestable se réunit aux autres dangers que nous avons signalés pour faire sentir toute l'imprudence de confier la destruction de l'exanthème faveux à la crise de la puberté, puisque le moindre danger de son existence jusqu'alors est l'adhérence de son principe à la constitution, de telle sorte que souvent il ne puisse être détruit ensuite, malgré la disparition des symptômes extérieurs qu'enlève une guérison tardive, et qu'il n'en persiste pas moins à rester susceptible de se transmettre avec la vie.

Le nommé Gonce, sculpteur, rue du faubourg Saint-Antoine, a eu six enfans; tous ont été attaqués de la teigne faveuse : nous en avons guéri un âgé de douze ans, nommé Louis; trois sont morts à l'âge de la puberté, après la suppression de l'exanthème; deux ont été aussi guéris naturellement et ont survécu ; ils se sont mariés et ont eu des enfans teigneux comme ils l'avaient été eux-mêmes.

Cette faculté de se perpétuer ainsi par le moyen de la génération est propre à cette affection et lui forme un caractère distinctif qu'elle ne partage pas avec les autres teignes; sous ce rapport, elle aurait plus d'analogie avec les autres efflorescences cutanées, dont l'expérience a démontré que le vice herpétique peut se transmettre par la même voie. Des exemples trop nombreux d'enfans sur qui cet exanthème s'est développé, peu de jours après leur naissance, lorsque leur père ou leur mère en avait été précédemment atteint, ne permettent pas d'en révoquer en doute l'origine. Cette affection a même été, de temps immémorial dans certaines familles, un apanage héréditaire.

Nous avons guéri à l'âge de douze ans la nommée Françoise Vullerant; elle s'est refusée à prendre quelques dépuratifs; et, vingt ans après, elle nous a amené ses deux enfans atteints de la teigne faveuse : elle s'était mariée à un marbrier nommé Dusecq, rue du Faubourg-Saint-Antoine, n° 163.

Le nommé Puissant, maçon à Senlis, avait une teigne faveuse dès sa jeunesse; il a été traité pendant douze ans à la calotte; nous l'avons guéri à l'âge de trente-huit ans; il a eu déjà quatre enfans qui ont apporté en naissant le germe de cette affection.

Luce Virginie, âgée de trente-trois ans, était également en proie à la teigne faveuse depuis son jeune âge; elle a été soumise au traitement de la calotte pendant dix ans aux Dames-Saint-Thomas et à la Salpêtrière. Cette femme a eu une fille sur qui cette teigne s'est manifestée trois jours après sa naissance; nous avons guéri la mère et l'enfant au traitement externe de l'hôpital Saint-Louis : la première était frappée d'alopécie sur plusieurs places de la tête.

Nous avons aussi traité Joséphine Foucaust, âgée de trente-deux ans, de Rosny près Vincennes; elle était atteinte de la teigne faveuse dès sa naissance, et avec elle son enfant âgé de deux mois. Cette femme nous a dit que, de mémoire d'homme, cette teigne a régné dans sa famille.

Demilier Louis, serrurier, rue du Petit-Puits, n° 10, à Dieppe, a eu la teigne faveuse pendant vingt-six ans; cinq de ses enfans en ont déjà été attaqués.

Pierre Frédant, âgé de quarante ans, bottier, faubourg Saint-Martin, n° 63, est venu se faire traiter à l'hôpital Saint-Louis, avec trois de ses enfans. Son aïeul, son père, ses frères et sœurs avaient été infectés de cette affection. Son père avait été traité pendant dix-huit ans à la calotte, à Strasbourg.

Nous avons guéri Lucien Stéphani, âgé de sept ans, d'Annette près Claye (Seine-et-Marne); son grand-père, son père et cinq de ses frères et sœurs avaient eu la teigne faveuse.

Boulligot Joséphine, femme Aussi, charretier, rue du Bon-Puits, n° 5, à Paris. Nous avons guéri cette femme à l'âge de dix-huit ans. Depuis elle a eu cinq enfans que nous avons également guéris, car ils sont venus au monde avec le germe du favus qui s'est développé peu de jours après leur naissance.

Il en est de même de la femme d'un nommé John, cocher, rue Saint-Jacques, n° 194. Nous avons déjà guéri cinq de ses enfans; et elle nous apporte le dernier, sur qui le favus s'est manifesté trois jours après sa naissance.

La même hérédité s'est fait remarquer, dans la famille Bellois, à Crépy en Valois; notre père a guéri le père et les enfans, et nous avons guéri depuis les enfans et les petits-enfans de ces derniers.

Nous pourrions augmenter le nombre des

citations de cette nature, mais comme elles ne porteraient que sur le même point, il est inutile de les multiplier davantage.

Ainsi, d'une part cet exanthème peut se développer d'un germe transmis à l'enfant avec la vie; et de l'autre, cette funeste faculté de transmission s'acquiert au moment où le favus cesse d'agir d'une manière locale et qu'il vient se mêler aux élémens de la constitution. Cette fusion s'opère principalement au milieu de l'effervescence critique de la puberté.

Expliquer d'une manière bien précise comment s'opère la suppression subite du favus à l'époque du développement des sexes, et par quel mécanisme s'établissent les affections plus ou moins graves qui attaquent des viscères importans après cette suppression, serait une tâche que nous reconnaissons trop au-dessus de nos forces; peut-être néanmoins que nos observations et le système qui en est la conséquence la rendraient moins difficile à quelque pathologiste habile qui, guidé par les lumières d'une judicieuse physiologie, en tirerait des inductions assez claires pour rendre sensibles des opérations de la nature qui sont encore plongées dans une obscurité mystérieuse.

Il nous semble que le phénomène de la disparition presque subite de cette affection, d'abord tout extérieure , vient à l'appui de notre système qui à son tour le rend moins surprenant.

Selon nous, il existe des rapports et une sympathie intime entre les bulbes, les follicules sébacés et les poils; le même principe morbide exerce sur eux son activité; la diversité de leur conformation et de leurs fonctions respectives amène seule une différence dans les altérations qui leur viennent de la même source. On concevra assez facilement comment le favus peut éprouver l'influence de l'énergie vitale, qui se développe dans toute l'organisation de l'impubère au moment critique, qui va pour ainsi dire lui donner une nouvelle existence.

Le système pileux n'est-il pas celui qui manifeste d'une manière plus évidente l'extension qui lui est donnée par l'action puissante de la nature à cette époque de la vie? Qui n'a pas été souvent porté à réfléchir, en voyant combien ses vissicitudes sont liées à celles de la puissance de la reproduction? Aussi tout ce qui tient à lui se ressent-il de cette effervescence productive; des bulbes nouvellement créés ou retenus jusqu'alors dans un état d'inertie produisent soudain et avec activité une villosité qui vient couvrir des régions nues jusqu'alors; les cheveux eux-mêmes changent la souplesse et la ténuité de leur jeunesse contre la force et la vigueur de l'âge mûr; leur couleur acquiert une teinte plus prononcée; les follicules doivent éprouver des modifications analogues, mais conformes à leur destination propre. Enfin tout démontre que la turgescence des fluides créateurs a été très-active dans tout le système pileux; il n'est pas étonnant que dans leur cours énergique ils n'aient pu influer sur le principe de la maladie folliculeuse, nous pourrions même dire bulbeuse et pileuse, puisqu'il attaque le follicule, le bulbe et le poil. Cette influence peut aller jusqu'à absorber ce principe, et à l'introfuser dans l'économie générale à l'aide du véhicule d'une circulation puissante et active.

Si cette absorption est complète, les croûtes faveuses tomberont, et il ne s'en formera plus de nouvelles, mais le principe abondamment répandu dans le torrent des fluides, sera reporté sur quelques viscères importans, sur les poumons par exemple; et ainsi seront déterminées ces affections graves que nous avons si souvent remarquées en pareille circonstance.

Si au contraire la soustraction du principe faveux n'a été que partielle, de telle sorte qu'il règne encore sur la tête et continue à reproduire sans cesse des tubercules nouveaux, elle n'en aura pas moins été suffisante pour l'introduire dans l'intérieur et en attacher le germe à la constitution, si intimement, que la persistance de l'efflorescence extérieure ne peut le rappeler au dehors, et qu'il devient susceptible de s'immiscer dans les élémens d'existence réunis par le grand et mystérieux acte de la génération.

Dans ce dernier cas, l'absorption du principe faveux étant moins considérable, sa diffusion dans l'intérieur sera moins funeste; il ne produira pas des altérations graves sur les organes de la vie intérieure comme dans le premier, et il se bornera presque à fixer son adhérence avec les élémens constitutifs.

J'ai souvent entendu avancer que la teigne faveuse pouvait se compliquer de l'infection syphilitique, scrofuleuse ou scorbutique, au point de mériter d'être appelée teigne syphilitique, scrofuleuse, scorbutique. J'ai mis la plus grande attention à vérifier si cette assertion était fondée, et j'ai reconnu qu'elle ne l'était pas. L'effet de ces affections étrangères à la maladie folliculeuse peut tout au plus à son égard amener une prédisposition plus favorable, par l'irritation qui peut en résulter dans le système dermoïde; augmenter un peu, par la même raison, sa ténacité, sans jamais opérer la confusion de deux vices tels qu'ils doivent être combattus par le même traitement. Il faut au contraire ne pas cesser de les attaquer par les moyens qui leur sont propres, comme s'ils étaient seuls; on verra disparaître leurs symptômes d'une manière indépendante qui constatera qu'ils n'ont jamais été unis, et qu'ils n'ont jamais cessé de suivre leur cours séparément.

Pour l'ordinaire la teigne faveuse est simplement locale, elle doit toujours être considérée ainsi dans le jeune âge à moins qu'elle n'ait été apportée avec la vie, et que par un long règne elle ne soit devenue constitutionnelle, ce qui n'arrive ordinairement qu'à l'aide de la révolution de la puberté. Dans le premier cas, elle peut être combattue avec avantage par des moyens externes; mais, dans le second, il est prudent d'y ajouter le secours d'une dépuration qui peut prévenir le danger de l'hérédité. Voilà le seul effet qui puisse être obtenu par des médications internes; par leur moyen on essaierait en vain de faire disparaître l'efflorescence superficielle. C'est sans résultat que l'on a soumis de jeunes enfans, pendant des années entières, à prendre des substances qui, par leur action énergique et continue, auraient suffi pour altérer des santés plus robustes que la leur. Lorsque ces tentatives funestes, heureusement suspendues, n'ont pas opéré tout le mal qu'on pouvait en craindre, il a été possible d'obtenir la guérison de l'exanthème par la méthode ordinaire.

Une preuve évidente que le favus a une marche qui lui est propre et qui est indépendante du cours des fluides susceptibles de se déplacer et d'accourir au moindre signal d'irritation, c'est qu'il n'éprouve aucune influence des phlegmasies les plus intenses. Si un sujet atteint de la teigne muqueuse ou granulée vient à éprouver une affection un peu grave sur quelque organe, même éloigné du siége de l'exanthème, la matière qui le formait, et qui transsudait facilement à l'extérieur, changera subitement de direction et viendra confluer au rendezvous formé impérieusement par un stimulus puissant; tout ce qui apparaissait au-dehors sera supprimé, tandis que dans la même circonstance le favus n'éprouvera aucun dérangement, et continuera à parcourir ses périodes, lors même que les germes de la mort se développeraient au-dessous de lui. Il y a dans ce moment à l'hôpital Saint-Louis, une femme, âgée de quarante-cinq ans, nommée Andnat (Anne), née à Champay (Puy-de-Dôme); elle est atteinte de deux affections graves, l'une aux poumons, l'autre à la vessie; elle n'en a pas moins la tête couverte de tubercules faveux qui se perpétuent sur sa tête sans interruption depuis sa jeunesse. Elle a été traitée longtemps à la calotte, et ses parens ont été infectés du même mal. Son état actuel a fait juger encore inutile de la soumettre à notre traitement spécial.

Ainsi, l'inefficacité des dérivations de tous genres auxquelles on essaierait d'avoir recours pour sécher le favus dans sa base, et jusque dans ses racines les plus profondes, est démontrée; vainement aurait-on cru en trouver l'indication dans la suppression subite qui se manifeste quelquefois au moment du passage à la puberté : que l'on ne se fasse pas illusion, l'art peut-il espérer d'agir sur la vitalité, de manière à reproduire les phénomènes de création nouvelle qui ont apparu à cette époque, et à faire circuler cette vitalité dans le système pileux avec assez d'énergie pour y causer le développement extraordinaire qui s'y est alors manifesté, et qui, par une loi inconnue, a commandé au principe de la maladie folliculeuse? Obtenir un semblable résultat ne serait pas avoir simplement trouvé un moyen de guérir, ce serait avoir trouvé celui de conserver aux hommes une jeunesse éternelle, et la fontaine de Jouvence ne serait plus une chimère.

Ce ne sont point seulement les affections qui naissent à des siéges éloignés de celui de la teigne faveuse, qui sont sans influence sur elle : mais il n'en est aucune autre qui soit capable d'entraver sa marche et de l'altérer en rien dans ses caractères principaux. Lorsqu'elle viendra se manifester sur une tête déjà en proie à une autre teigne, ses progrès n'en seront devenus que plus faciles; elle aura souvent, même alors, un degré de plus d'intensité, elle sera confluente. Elle fera bientôt disparaître celle qui la précédait pour régner seule en souveraine, et jamais aucune autre ne viendra se montrer là où elle aura une fois fixé son empire. Tout se réunit donc pour démontrer que cet exanthème a un principe qui lui est propre, qui ne se confond avec aucun autre, et qu'il est superflu de chercher à détourner par des dérivatifs quelconques auxquels il ne céderait jamais. Lorsqu'il est entièrement chassé de la région dermoïde, seulement alors il semble privé d'un point d'appui essentiel, et on peut espérer de le détacher de la constitution, à l'aide d'une dépuration devenue facile. La source d'où il découlait sans cesse est enfin tarie, et un renouvellement perpétuel ne vient plus réparer les pertes qu'on pourrait lui causer.

On voit qu'ordinairement, à la suite des maladies très-graves, les cheveux sont victimes d'une révolution dont les derniers effets se manifestent dans leur système; ils tombent et se renouvellent ensuite. Cette crise influe un peu sur l'affection folliculeuse qui en reçoit une espèce d'ébranlement sans en être entièrement renversée; elle surmonte promptement ce trouble passager, et reprend la régularité de sa marche. Cette oscillation, dans un cas où le bulbe pileux est affecté, révèle encore l'affinité qui unit ce bulbe au follicule, et fortifie l'opinion que nous avons avancée sur la faculté du favus, de pouvoir attaquer l'un et l'autre d'une manière spéciale. Nous ajouterons encore, à l'appui de ces inductions, que sur les individus qui sont chauves, la crise dont nous venons de parler se porte sur les ongles, ce qui indique à la fois l'analogie qui existe entre ces derniers et les cheveux, et prouve que le principe morbide qui les affecte également a la puissance d'agir sur tout ce qui tient au système pileux.

Quel est donc ce principe morbide *sui generis*, dont les symptômes résistent aux moyens ordinaires, et sur qui sont sans influence les médications les plus énergiques et les dérivations les plus puissantes? Où prend-il sa naissance? Est-ce bien un virus susceptible de contagion, de mixtion dans l'économie générale, et de transmission héréditaire?

Peut-être n'est-ce rien de réel : les organes affectés le sont-ils alors par des causes communes? Leurs modifications leur restent-elles propres parce qu'elles sont la conséquence de leur nature particulière? L'efficacité des remèdes généraux, les dérivations naturelles ne peuvent-elles les atteindre que parce que leurs fonctions se rapportent à une espèce de végétation presque isolée de la vitalité des autres parties organiques qui tiennent de plus près aux fondemens de l'existence? La faculté de la transmission héréditaire ne résulte-t-elle que du long séjour d'une altération qui a constitué une habitude radicale qui peut se transmettre comme toutes les autres conformations et les autres points de ressemblance que l'enfant tient de ceux qui l'ont fait naître? Car il est présumable que chaque sexe possède la plénitude de la puissance reproductive, et chaque individu celle de transmettre son image, sa ressemblance. La différence apparente ne provient que du mélange des deux puissances qui peuvent prédominer l'une sur l'autre, et dont il ne résulte qu'un seul être, quoique souvent des signes évidens indiquent l'individualité des types qui l'ont formé. Mystère inconcevable et sublime qui explique l'instinct de l'amour du père et celui de l'amour de la mère venant se confondre sur le même enfant!

Quoi qu'il en soit des réponses à faire à ces questions embarrassantes et trop au-dessus des moyens ordinaires d'exploration, nous nous abstiendrons d'y répondre; nous n'avons ni le savoir nécessaire, ni la témérité qui croirait y suppléer. Nous nous bornerons à constater les faits dont nous nous sommes assuré, et à en tirer les conséquences les plus simples et les plus immédiates, laissant aux physiologistes dont s'honore la science moderne, le soin de descendre plus avant et de révéler ce que la nature bienveillante, pour eux, voudra bien encore leur communiquer de ses augustes secrets.

Tout ce qui pourra nous échapper dans le cours de cet ouvrage, qui sortira de ce cercle, cessera d'en former la partie dogmatique, et deviendra purement conjectural de notre part. Notre longue et spéciale pratique nous donne le droit de publier les faits qu'elle nous a présentés, d'en induire les conséquences qui en découlent naturellement : mais nous sentons notre incompétence dans tout ce qui tient à une sphère plus élevée.

Il nous reste donc à déterminer les causes sensibles qui donnent naissance à la maladie folliculeuse dont nous nous occupons; nous avons été forcé de reconnaître qu'elles sont extérieures et intérieures. Nous allons nous attacher à constater d'abord les premières, ensuite les secondes : mais à leur égard notre tâche est abrégée de tout ce que nous avons déjà eu occasion de dire sur l'hérédité du favus. Nous ne négligerons pas, en même temps, d'indiquer ce que nos observations nous ont annoncé comme propre à former des prédispositions ou des obstacles à son invasion.

La teigne faveuse est-elle susceptible de se communiquer par la contagion? La réponse à cette question a jusqu'à présent été faite d'une manière vague et peu assurée : des faits multipliés confirmaient journellement la probabilité de cette propriété funeste, tandis que les expériences infructueuses de l'art, pour la constater, rejetaient sur elle le doute et l'incertitude. M. le docteur Alibert a déclaré que cette question problématique nécessitait encore des recherches nouvelles. Cette espèce d'invitation faite par un savant qui sait fixer les bornes où s'est arrêtée la science, et exhorter à les reculer encore sur les points dont il reconnaît l'importance, nous a encouragé à la recherche de la vérité au milieu des indications contradictoires qui la tenaient cachée. Nos efforts n'ont pas été vains, et la connaissance du siége du favus nous a révélé pourquoi les tentatives faites jusqu'à présent, pour le transporter d'une tête sur une autre, n'ont été suivies d'aucun résultat.

On a presque toujours laissé séjourner un cataplasme sur une tête couverte de tubercules faveux; on l'a ensuite enlevé et immédiatement appliqué sur une tête saine, et il n'est survenu aucun symptôme de l'exanthème faveux. D'autres fois on s'est servi, mais tout aussi inutilement, de la matière ichoreuse et putride qui s'écoule à travers les croûtes de cette teigne lorsqu'elle est parvenue à un certain degré de développement, pour éprouver avec la lancette le pouvoir de l'inoculation.

D'abord ce fluide n'a rien de commun avec le favus proprement dit; il n'est produit que d'une manière secondaire par les lésions qui ont ravagé l'épaisseur du derme, et qui sont dues au développement et à la rupture des follicules, et non à la puissance directe du principe de leur affection : il n'est pas alors étonnant qu'il n'ait eu aucun rapport avec ce principe, et n'ait retenu aucune de ses propriétés.

Quant au premier moyen, il semble que le cataplasme, en contact immédiat avec le favus, ait dû s'imprégner de sa substance la plus intime, et qu'il est le meilleur moyen de s'assurer si elle porte avec elle des propriétés contagieuses, en l'appliquant sans délai sur une tête saine. Mais le peu de succès de ce procédé vient de ce que l'humidité est un obstacle que le favus ne peut surmonter : ainsi, le fœtus, quoique ayant déjà en lui-même le germe de cette affection, n'en présentera le développement qu'après la naissance, lorsqu'il sera entièrement séché des liquides où il était auparavant plongé. Les lotions, les applications émollientes décomposent, détruisent les tubercules faveux ; continuées ensuite, elles entretiennent l'obstacle qui empêche le favus de paraître, sans le détruire toutefois ; car vainement l'aurait-on tenu latent pendant des années entières, il reparaîtra du moment que l'on aura cessé de faire régner sur lui une humidité qui comprimait son essor.

Deux raisons s'opposaient donc à la réussite de l'épreuve tentée par le cataplasme. La première, c'est que son humidité décomposait la matière des tubercules ; et la seconde, qu'elle empêchait les follicules d'absorber la même matière, lors même qu'elle serait restée intacte.

La décomposition de cette matière, par le contact avec des corps humides, est évidente puisque c'est par le moyen de ces derniers que l'on en obtient la chute lorsqu'on veut en débarrasser le cuir chevelu : mais, en outre, l'analyse qu'en a faite M. Thénard a constaté qu'un sixième était soluble dans l'eau. Il n'est pas étonnant que la désorganisation de cette fraction élémentaire, par l'influence aqueuse, puisse modifier le reste de manière à lui enlever les propriétés qui n'appartiennent qu'au tout dans son intégrité.

L'étonnement qu'a dû causer l'inutilité du procédé employé pour opérer la communication du favus, doit cesser lorsque l'on a reconnu que la matière faveuse n'était autre que la matière sébacée amoncelée dans les follicules. Un raisonnement physiologique démontre la réalité de l'obstacle que l'humidité opposait. En effet, quelles sont, à l'égard de la peau, les fonctions de ces cryptes? Elles consistent à déverser sur sa surface une matière onctueuse qui l'enduit et la défend contre l'impression des corps humides; l'influence en est telle sur les oiseaux aquatiques, que leurs plumes mêmes en acquièrent la faculté de pouvoir séjourner dans l'eau sans éprouver d'atteinte, étant protégées par une onction intermédiaire. La peau de l'homme n'est-elle pas elle-même tenue dans un certain isolement de l'eau, puisque en sortant du bain on voit cette dernière glisser sur sa surface, et indiquer ainsi qu'elle ne l'a point complètement imprégnée.

On oint avec des corps gras les bords d'un vase rempli d'un liquide qui s'épancherait sans cet obstacle qui le retient au-dessus de son niveau. La nature se sert de ce moyen en enduisant les bords libres des paupières d'une matière grasse et huileuse, la chassie, sécrétée par les glandes de Méibonius, pour s'opposer à la chute des larmes sur les joues, et les contraindre à couler de dehors en dedans, et à se rendre dans le lac lacrymal. Les bords voisins de la commissure interne des paupières sont plus abondamment pourvus encore de cette matière suiffeuse qui leur est fournie par des cryptes nombreuses analogues à celles de Méibonius, parce que les larmes ont une plus grande tendance à s'échapper par cet endroit du réservoir où elles sont amassées.

L'antipathie de la matière sébacée pour l'humidité est donc suffisamment rendue apparente, et l'on doit cesser d'être surpris qu'elle ait protégé la vésicule qui la contient, et dont elle recouvre les bords, contre l'invasion d'une affection qui lui était apportée par un véhicule qu'elle a pour faculté et pour devoir de repousser.

Lorsque la substance sébacée est dans son état normal, l'humidité n'a pas de prise sur elle, du moins d'une manière bien sensible; lorsqu'au contraire elle a perdu sa fluidité, qu'elle s'est amoncelée dans l'organe qui la sécrète, qu'elle s'est durcie et dépouillée de sa partie graisseuse, elle absorbe facilement l'humidité qui la ramollit et la décompose. Les applications émollientes, qui empêchent l'extension des follicules même atteints du favus, ne font peut-être dans ce cas que contre-balancer l'effet de la tendance qui est donnée à la matière sébacée de se concréter ; les follicules, dans ce cas, ayant reçu le pouvoir d'absorber un peu de l'extérieur une fluidité dont la source interne est tarie pour eux, absorption à laquelle ils ne se prêtent pas dans leur état sain, lorsqu'ils sont remplis et protégés au-dehors par une onctuosité propre à repousser l'humidité.

Il ne serait donc pas téméraire d'affirmer que les lotions et les applications émollientes sont absolument sans influence destructive sur la maladie même des follicules, quoiqu'elles obtiennent facilement la chute des tubercules faveux, et qu'elles s'opposent ensuite à ce qu'il s'en manifeste de nouveaux tant qu'on n'en supprime pas l'emploi. L'affection folliculeuse n'en est nullement troublée, elle ne ralentit pas son activité; son produit éprouve seul une altération au moment où elle le forme, ce qui empêche qu'il ne devienne apparent comme à l'ordinaire, quoique la matière qui le compose continue à être sécrétée avec la même abondance et la même tendance à la concrétion. Mais l'humidité entretenue sur les orifices des utricules qui contiennent cette matière, la décompose à mesure qu'elle est produite : privée par le vice qui la dénature d'un de ses élémens essentiels, elle absorbe l'humidité qu'elle aurait repoussée avant son altération. C'est ainsi que s'opère l'avortement des symptômes consécutifs à l'affection folliculeuse proprement dite. Le derme, surtout, se trouve mis à l'abri des déchiremens, des ulcérations, de l'inflammation intense qui résulte du développement et de la rupture des vésicules sébacées dans son épaisseur; mais d'un autre côté on rencontre l'inconvénient de perpétuer le mal au lieu de le guérir; on l'éloigne de sa terminaison naturelle en empêchant la distension, et par suite la destruction des organes où se fait l'amoncellement de la matière sébacée. Ces moyens n'ont fait qu'entretenir le favus dans toute sa vigueur première, quel que soit le temps que l'on ait consacré à les pratiquer, et, à l'instant où on les suspendra, on le verra reparaître avec toute son énergie, escorté de tous ses symptômes ; il commencera dès-lors seulement à se diriger vers son terme fatal, vers lequel on l'aura empêché de faire un seul pas.

L'absorption de l'humidité imprégnée, si l'on veut, du principe faveux, n'a pu s'opérer lorsque les follicules étaient sains et défendus par l'influence sébacée; il fallait donc avoir recours à un procédé qui ne présentât pas cet inconvénient et cet obstacle antipathique.

Que l'on jette de l'eau sur une matière suiffeuse, elle ne s'y attachera pas, elle glissera dessus; que l'on y jette des corps privés de fluidité, de la poussière par exemple, loin d'en être repoussée, les moindres parcelles s'y agglutineront facilement. C'est ce dernier parti que nous avons jugé convenable de prendre lorsque nous avons voulu nous assurer par nous-même si réellement la teigne faveuse joignait à ses autres dangers la funeste propriété de la contagion.

La matière des tubercules faveux prise au moment de leur rupture, alors qu'elle est parvenue à un haut degré de desséchement, sans avoir encore rien perdu des élémens qui lui restent, est extrêmement propre à communiquer la maladie folliculeuse. Il suffit de réduire cette matière en poussière la plus ténue possible, et d'exercer avec elle un frottement sur la peau à plusieurs reprises, lorsque cette dernière n'est pas rendue humide par la transpiration ou par toute autre cause. L'expérience manque rarement son effet.

Un bonnet de laine, qui aurait été appliqué quelque temps sur une teigne faveuse et qui aurait ainsi retenu des parcelles très-ténues de sa matière, serait très-propre à opérer la communication. Le délai que réclame la manifestation des tubercules après ces tentatives est très-variable ; quelquefois nous l'avons vu se prolonger au-delà d'un mois.

Les résultats que nous avons obtenus par le moyen que nous indiquons, nous ont confirmé dans la conviction déjà acquise, par une foule de faits et d'autorités, que la teigne faveuse se propage par la contagion. Comme la publication de cette vérité peut être utile, nous essaierons de lui donner plus de force en citant quelques-uns des exemples qui se sont offerts à nous; heureux si nous parvenons à prévenir ainsi quelques effets de l'erreur et de l'imprudence !

Plusieurs de nos enfans, en jouant sur les banquettes de notre salle de pansement, ont éprouvé l'effet de la contagion faveuse. Il est à remarquer que les cheveux protégent un peu le cuir chevelu contre la poussière tuberculeuse; mais elle se fixe plus facilement aux tempes et au-dessus des sourcils qui la retiennent; les alvéoles s'y développent d'abord, mais ne tardent pas à se propager sur la tête, si l'on n'y apporte pas remède sur-le-champ.

Louise Bèche, âgée de dix-huit ans, chez son père, à Rueil, rue de Marly, n. 29, a mis le mouchoir d'une compagne qui avait la teigne faveuse; et, quinze jours après, cette affection s'est manifestée sur elle.

Deux petits Anglais, orphelins sans asile, se présentèrent à madame de Renfreville, supérieure des religieuses de l'Enfant-Jésus, avec ces seuls titres d'infortune qui sont tout-puissans sur son ame charitable. Elle les reçut avec bonté; ils étaient parfaitement sains; ils couchèrent dans la salle des teigneux, et James, l'un d'eux, avant quinze jours, fut atteint du favus.

Une petite fille de six ans, nommée Eugénie, placée dans la même salle depuis peu de temps, avait la tête très-saine, et, le 18 janvier de cette année, la teigne faveuse s'est manifestée à sa tête sur plusieurs places.

Les enfans teigneux, admis à l'hôpital de l'Enfant-Jésus, sont placés dans la même salle, quelle que soit la nature de leurs teignes; ceux qui n'ont pas la faveuse évitent rarement de la prendre; elle vient promptement se manifester au milieu de celle qui régnait déjà sur eux, la faire disparaître et la remplacer entièrement.

Nous avons vu un grand nombre de faits semblables se répéter à cet hôpital et ne laisser aucun doute sur la réalité de la contagion de cette teigne; nous sommes porté à croire que non-seulement la matière même contenue dans le follicule malade a cette faculté contagieuse, mais qu'il faut l'attribuer encore à un miasme qui peut s'en élever et qui règne surtout dans les lieux où un grand nombre de teigneux sont rassemblés. Mais alors le miasme, pour opérer cette communication, exige des prédispositions plus prononcées que la semence tuberculeuse, immédiatement appliquée sur l'orifice des follicules. Ces prédispositions peuvent être amenées par différentes causes qui obtiennent les mêmes effets; telles qu'une autre teigne préexistante, une excoriation du cuir chevelu, une dilatation des orifices des cryptes sébacées, produite par la température ou par quelque autre disposition naturelle.

Nous allons rapporter quelques exemples qui confirmeront cette assertion; quelques-uns d'entre eux auront en outre pour but de démontrer que le favus peut se communiquer d'un individu plus jeune à un individu plus âgé, quoique nous ayons reconnu que cette différence d'âge n'était pas sans influence pour paralyser le vice contagieux. L'expérience a tellement confirmé cette opinion parmi le peuple, que les personnes plus âgées que le malade n'en craignent point les effets, et s'exposent sans crainte à les éprouver; leur confiance est fondée sur une règle trop peu générale pour qu'on ne puisse pas les accuser d'imprudence.

Souvent des individus, après avoir reçu sur la tête un coup qui avait formé une plaie, et s'être trouvés ensuite à portée de quelque teigne faveuse, en ont éprouvé promptement l'apparition à la même place.

Marie Broyer, de la Marche en Limoge,

département de la Creuse, eut le cuir chevelu légèrement entamé par un coup, à l'âge de neuf ans; peu de jours après avoir couché avec une fille attaquée de la teigne faveuse, elle en fut atteinte à cette place, d'où elle n'a pas tardé à s'étendre sur toute la tête; nous l'avons guérie au bureau central.

Le nommé Roi, fabricant de bas, rue de Lappe, faubourg Saint-Antoine, avait huit ou dix enfans; ils avaient tous la teigne faveuse, à l'exception de Denise et de Jules; la première se donna un coup à la partie postérieure de l'occiput, et elle éprouva les effets de la contagion. Pour m'assurer si l'excoriation du cuir chevelu y avait contribué, j'appliquai un petit vésicatoire volant sur le sinciput de Jules, et quelques jours après je vis à cette place des tubercules faveux que je fis disparaître promptement. Ainsi il me parut démontré que le principe de cette maladie pouvait être introduit à l'aide d'une espèce d'inoculation. Il faut remarquer que les humeurs qui affluent vers les lieux affectés d'une plaie quelconque, s'opposent à la naissance du favus, laquelle ne peut s'opérer qu'au moment où la cicatrisation est presque achevée et qu'elle est recouverte d'une croûte sèche. La disparition de l'humidité enlève un obstacle insurmontable, tandis que le follicule participe à l'irritation de la partie du derme où il est implanté, et qu'au surplus il est dénudé et livré plus complètement à l'attaque de la contagion.

Il en est de même lorsque le favus vient s'établir sur une tête déjà en proie à une autre teigne; il ne devient apparent et ne se développe jamais au moment où a lieu l'exsudation des matières humides, mais bien à celui où après un certain séjour à l'air elles se sèchent et forment des croûtes.

Il se présenta un jour au bureau central un malade qui avait plusieurs plaques de croûtes muqueuses; on allait l'enregistrer sous la dénomination de teigne muqueuse, lorsque M. le docteur Fautrel, chargé de la surveillance du traitement de la teigne, s'aperçut de quelque variation dans l'aspect que présente ordinairement cette espèce. On soumit ce malade à mon examen; je jugeai que la teigne faveuse s'était déclarée sous ces croûtes suffisamment desséchées. M. Guéneau de Mussy était présent; j'enlevai une des croûtes et mis ainsi à découvert les alvéoles du favus qu'elle cachait, et il parut satisfait d'avoir l'occasion d'observer ce phénomène.

La veuve Colombat, de Montluel, que nous avons citée, a prouvé qu'à tout âge on pouvait recevoir l'atteinte de la contagion, s'exhalant même d'un sujet plus jeune. La teigne se fixa chez elle à la tête, parce que le temps n'y avait pas encore exercé son influence ordinaire : elle avait encore tous ses cheveux, et ils n'avaient pas même éprouvé d'altération dans la couleur.

Le nommé Jules Quatremer, ouvrier à Rouen, rue Martinville, n. 78, âgé de soixante-douze ans, peu de jours après avoir couché avec un jeune neveu qui avait la teigne faveuse, en fut infecté lui-même. Il se présenta à nous, couvert de tubercules faveux ; sa tête en était exempte, selon la loi générale des vieillards, ainsi que les parties où nous avons dit qu'une humidité habituelle entretenait un préservatif assuré.

Nous venons de voir à Rouen Catherine Bechelot, femme Alix, âgée de quarante-deux ans ; elle nous avait amené deux enfans, atteints de la teigne faveuse, qui leur avait été communiquée par deux petits voisins. Cette femme, qui touche sans répugnance la tête de ses enfans et sans prendre ensuite aucun soin de propreté, a en outre l'habitude de porter machinalement sa main à la figure lorsqu'elle parle à quelqu'un ; elle s'est ainsi infectée elle-même du favus, dont il s'est manifesté six alvéoles bien caractérisés à la pommette de la joue gauche. Nous avons enlevé ces tubercules et nous les avons conservés.

Rosine Morin est entrée, à l'âge de dix ans, à l'hôpital des enfans, atteinte d'une ophtalmie ; elle y est restée sept mois. Faute de lit, on la fit passer, dans le dernier mois, au rang des teigneux ; elle avait la tête très-saine. Dix à douze jours après des alvéoles faveux se développèrent au-dessus du front et ne tardèrent pas à s'étendre sur plusieurs points de la tête. De retour chez ses parens, elle communiqua son mal à trois de ses frères et sœurs ; voilà huit ans qu'ils en sont tourmentés, et, après avoir essayé plusieurs remèdes, et notamment le procédé de la calotte, ils sont tous quatre venus se confier à nos soins.

Une garde-malade, nommée Simon, veuve Stevort, de Neuilly, âgée de quarante-neuf ans, a couché avec un enfant teigneux ; dix jours après le favus s'est déclaré sur le nez, aux épaules et à la cheville du pied. Ces siéges éloignés les uns des autres n'ont pu se recouvrir de quelques alvéoles de cette teigne, que par l'effet de la poussière tuberculeuse disséminée dans les draps où cette femme a couché.

Nous traitons un enfant d'Anne Renon, femme Chevalier, charpentier, impasse Berteau, n° 10; elle s'est peignée avec le peigne de son enfant, et des alvéoles se sont déjà manifestés sur le sourcil droit, trois semaines après qu'elle a eu commis cette imprudence.

Nous venons également de voir Geneviève Jouvais, âgée de quarante ans, femme Carré, voiturier, barrière d'Ivry. Depuis huit jours le favus s'est manifesté à la pommette de la joue droite; elle soigne ses enfans qui sont teigneux.

La contagion peut être favorisée par des prédispositions naturelles. Les individus qui ont les cheveux rares sont plus sujets à en recevoir l'impression que ceux qui ont une chevelure épaisse. Dans le premier cas, les follicules ont plus de latitude pour acquérir du volume, et leur orifice est plus considérable, tandis que dans le second leur multiplicité les rapproche, les comprime et les retient dans une exiguité qui présente moins de facilité à l'introduction du ferment dans leur intérieur.

Le même résultat peut être obtenu par une

densité du cuir chevelu produite par la nature seule, ou qu'auront formée des habitudes efficaces. Nous avons remarqué que dans les familles où plusieurs enfans étaient atteints du favus, ceux qui échappaient à sa propagation avaient l'habitude d'avoir constamment la tête nue ; il n'est pas douteux que le cuir chevelu puisse acquérir, en étant soumis continuellement au contact de l'air et à ses diverses variations, une densité et une force qui ne peuvent devenir le partage de celui qui est soumis constamment à une chaleur toujours égale sous la protection d'une coiffure plus ou moins chaude.

La différence de la température atmosphérique modifie aussi la facilité avec laquelle peut s'opérer la communication. Pendant l'été, les sécrétions cutanées sont plus abondantes, la dilatation des ouvertures par où elles s'échappent est plus continuelle; les orifices des utricules sébacées doivent éprouver les mêmes effets de la même cause, et présenter un plus libre accès à l'introduction du favus dans leur sein, tandis que, dans l'hiver, le froid habituel amène des résultats tout contraires; les transsudations sont généralement arrêtées, les follicules sont resserrés, et la matière qu'ils contiennent ne s'épanche plus qu'avec parcimonie: les parties qui sont les plus exposées à l'air, telles que la face, sont tellement privées de sa première onctuosité, que leur superficie se gerce, s'irrite, et que l'on est forcé d'y suppléer par le secours artificiel de quelques substances analogues.

La nature bienveillante s'efforce de tout son pouvoir de défendre le cerveau, non-seulement contre les blessures, mais encore contre les lésions qui pourraient résulter des impressions de l'air; plus on augmente les dangers, plus elle augmente aussi les moyens d'y résister. Ce n'est pas seulement la peau qu'elle durcit et qu'elle rend plus compacte sur une tête sans cesse nue et livrée à toutes les attaques extérieures; elle étend cette tonicité et cette augmentation de substances, jusqu'à la boîte osseuse. Hérodote, sur un champ de bataille, sut distinguer, à leur épaisseur, les crânes des Perses et ceux des Égyptiens.

La veuve Troulet, à Ménévillé en Picardie, avait quatre enfans en proie à la teigne faveuse; le cinquième, qui était le plus jeune, par une habitude que l'on n'avait pu vaincre en lui, se débarrassait de toute coiffure qu'on voulait lui imposer; il avait la tête constamment découverte; il paraît qu'il dut à cet usage d'être préservé de la contagion, quoiqu'il fût soumis comme les autres à des circonstances qui devaient la rendre inévitable, car on faisait coucher tous ces enfans dans le même lit, comme cela arrive assez communément parmi les habitans des campagnes. Cette observation me rappelle que dans la même commune j'ai soigné les deux enfans de M. Dubos; le grand-père vint à cette époque pour demeurer avec son fils; il coucha dans la même chambre que ses petits-enfans. Le matin, ce bon vieillard s'amusa à les faire jouer avec lui sur son lit, et bientôt la teigne faveuse se manifesta sur son corps, mais non à la tête, car il avait soixante-quatorze ans. Ce dernier fait se joint encore à ceux que nous avons déjà cités pour constater la propriété contagieuse du favus, et nous rappellerons encore à ce sujet, et pour n'y plus revenir, que Willan a vu un enfant communiquer cette teigne à cinquante de ses condisciples, dans une même école, pendant le court intervalle d'un mois; peut-être a-t-il un peu exagéré. Il parle de la teigne annulaire, mais c'est, comme nous l'avons démontré, toujours la teigne faveuse.

J'ai fait la remarque que dans les lieux où

les enfans ont constamment la tête couverte d'un bonnet de laine, la teigne faveuse en attaquait toujours un grand nombre. Je fus appelé, il y a fort long-temps, par le maire d'Hercuit pour traiter un grand nombre de teigneux qui existaient dans sa commune; six mois après j'y revins, et je trouvai vingt-six nouveaux malades qui ne s'étaient pas présentés d'abord. Les habitans de cette commune sont presque tous fabricans d'étoffes de laines ou de poils de chèvre; ils portent habituellement, surtout les enfans, des bonnets de laine; j'attribuai à cet usage la facilité avec laquelle cette affection s'était propagée: il est certain qu'une coiffure semblable entretient le cuir chevelu dans un état de mollesse par la chaleur qu'elle y fomente, et par le défaut de dessiccation salutaire et de tonicité que produirait le contact atmosphérique.

On emploie la flanelle, par exemple, pour entretenir sur la peau une irritation qui suffit pour maintenir à l'extérieur les sécrétions habituelles dont la suppression ou plutôt la diminution s'annonçait par des désordres dans l'économie. Un effet analogue doit être produit sur le cuir chevelu par l'application continuelle d'une étoffe de laine épaisse et rude, avec cette différence que, dans ce cas, l'irritation produite n'est nullement utile, elle n'est qu'une aptitude à recevoir le favus, et la cause en outre d'autres efflorescences.

C'est ainsi que la sollicitude aveugle des parens, même dans les villes, les porte à surcharger la tête de leurs jeunes enfans d'étoffes de toute espèce. C'est à la tête que la nature opère à cet âge son plus grand travail, et qu'elle met, pour ainsi dire, la dernière main à son œuvre par excellence. Aussi y porte-t-elle avec abondance tous les fluides producteurs. La chaleur y règne perpétuellement : pourquoi s'efforcer de l'y appeler artificiellement à un degré plus élevé ? Son entretien continuel à cette région, l'irritation produite par des corps dont la propriété d'exciter la peau n'est pas douteuse, le défaut de dessèchement des fluides qui transsudent à la surface, y séjournent et s'y épaississent : tout se réunit ainsi pour faire naître des exanthèmes hideux par leur aspect et funestes par leurs suites. Des affections plus ou moins graves et d'un autre genre peuvent encore être occasionés par cette sur-excitation perpétuelle des propriétés vitales au cuir chevelu. Ce ne serait pas un léger service que de faire sentir aux parens leur erreur, d'éclairer leur tendresse, et de les empêcher de devenir les auteurs de ce qui peut être éminemment nuisible à ce qu'ils ont de plus cher au monde.

J'ai guéri en deux fois, dans l'espace d'un an, soixante-trois teignes faveuses dans la petite commune de Claye. Depuis lors le nombre des individus atteints chaque année est presque nul. Cette observation s'applique à la première commune que j'ai citée. Il faut attribuer cette diminution sensible de la teigne faveuse au conseil que je donnai alors de renoncer, surtout pour les enfans, à l'usage des bonnets de laine, mais plus encore à la soustraction des causes qui la perpétuaient, causes à la fois enlevées par la guérison des têtes qui auraient sans cela continué à être des foyers de contagion.

Toutes les fois que je suis entré dans la demeure de ces familles, pour l'ordinaire nombreuses, où la misère et l'habitude laissent régner la malpropreté, mon odorat a été affecté par une odeur semblable à celle qui s'exhale de la teigne faveuse. J'ai été tenté plus d'une fois de penser, et ce ne serait peut-être pas une erreur, que le miasme faveux pouvait se développer spontanément dans ces habitations, sans s'exhaler directement des tubercules de l'exanthème. Si cela était, on expliquerait facilement comment cette affection se plaît à établir son empire sous le toit du pauvre.

Dans les grandes villes surtout, les malheureux sont refoulés dans les quartiers les plus malsains : la commodité comme le luxe des bâtimens n'est point faite pour eux; leurs rues sont ordinairement étroites, leurs appartemens bas et resserrés; l'espace qu'ils occupent sur la terre leur est étroitement circonscrit; ils sont entassés les uns sur les autres; la nécessité leur interdit les soins multipliés de la propreté; l'habitude ne leur permet pas même d'en sentir la privation; leur délicatesse devient presque nulle; l'air même ne circule point librement autour d'eux pour suppléer à des précautions artificielles. Il semble qu'un sort barbare s'opiniâtre à ne leur accorder qu'avec la plus grande parcimonie les élémens de l'existence; leur nourriture est aussi peu saine que peu abondante; le vin ne réchauffe point habituellement leur sang, il ne vient que par excès, de temps à autre, y porter le trouble et le désordre.

Victimes et rebut de la civilisation, ils sont

loin d'avoir un sort comparable à celui de ces hommes qui sont restés plus près de la nature; également éloignés de la crapule des premiers et de la mollesse des sybarites que l'on croit heureux, ils échappent aux maux des uns et des autres. Ils supportent le poids du jour et de la chaleur: mais le travail, la frugalité et un air pur se réunissent pour leur assurer le trésor précieux de la santé. Ils le transmettent à leurs nombreux enfans; ils sont à la fois les nourriciers de la race humaine et les conservateurs de son type originaire. Ils envoient le pain aux cités, et en même temps le contingent nécessaire pour combler le vide qui se forme sans cesse dans leur gouffre.

Ainsi, les campagnes ne sont pas ordinairement le théâtre des ravages de la teigne faveuse; mais elle se complaît dans les lieux que nous avons signalés. Soit que le principe de cette maladie se crée au milieu d'une atmosphère composée d'élémens corrompus; soit qu'un régime débilitant augmente la faculté absorbante de la peau, diminue la perspiration, et rende incomplète la composition de la matière sébacée sécrétée par les follicules; soit que le défaut habituel de propreté et le manque de tonicité dans les tégumens donnent plus de prise à la contagion, il est certain que cet exanthème doit être regardé comme endémique dans les quartiers habités spécialement par la classe malheureuse.

Les malades infectés de cette teigne nous viennent, à Paris, presque toujours des faubourgs Saint-Marceau, Saint-Antoine, de la Cité, de la Halle, de la rue Beaubourg et des environs.

A Rouen, des quartiers Martinville, Saint-Nicaise et de la Basse-Ville.

A Dieppe, du Pollet, du bout du Quai et du quartier sous le Château.

A Lyon, des quartiers Saint-George, Saint-Paul, au bas de la montagne qui longe la Saône, de la grande rue de l'Hôpital et des rues voisines.

Les lieux marécageux et humides sont propres à faciliter la naissance et la propagation de l'exanthème faveux, peut-être à raison de la manière dont ils modifient la perspiration cutanée dont la diminution habituelle peut rétroagir sur la sécrétion de la matière sébacée et en vicier la substance.

A Roberval près Verberie, commune extrêmement petite, où l'on compte à peine de trente à quarante feux, chaque année il y avait douze à quinze teigneux à traiter. Elle est située dans un fond marécageux et entourée de toute part de hautes collines qui interceptent les vents et empêchent leur salutaire influence.

A Dieppe, la teigne faveuse règne sans cesse au Pollet, quartier uniquement habité par les pêcheurs : ils ont toujours la tête couverte d'un bonnet de laine; ils sont souvent dans une atmosphère brumeuse ; leur nourriture se compose habituellement de poissons, et l'on sait, du moins Buffon en avait fait la remarque sur des religieux qui ne vivaient que de poissons, qu'une nourriture semblable amène à la longue des maladies cutanées. Plusieurs causes semblent se réunir pour perpétuer l'exanthème faveux parmi les Polletais.

La ville de Dieppe se trouve dans les mêmes conditions atmosphériques que le Pollet, néanmoins cette affection ne s'y manifeste que dans une proportion infiniment moindre. La différence doit évidemment être attribuée au régime, à la coiffure et au manque de propreté de ceux qui habitent ce quartier ainsi que celui sous le Château et le bout du Quai.

La dépravation, l'influence sans cesse agissante d'une atmosphère impure, une alimentation chétive, sont des causes qui dénaturent toutes les fonctions organiques: et si la vie ne s'éteint pas au milieu de conditions si funestes, elle s'entoure de ces dégradations lentement amenées, qui font disparaître les formes premières du beau et du gracieux pour les remplacer par celles de la laideur. La sobriété, au contraire, un beau ciel, des habitudes nobles et fières s'opposent à la dégénérescence du type originaire, le plus admirable, de la matière animée.

Les maladies de la peau étaient inconnues dans la Grèce primitive: on ne trouve pas de passages qui s'y rapportent dans Hésiode, ni même dans Homère qui s'est plu souvent à décrire des hommes courbés sous la misère. Hérodote, Thucydide, Diodore de Sicile, n'en font mention que comme d'accidens rares parvenus par ouï-dire à leur connaissance. Ces dégradations extérieures, sous le ciel de l'Ionie, au milieu des mœurs simples et nobles de ces peuples vers lesquels nos pensées se reportent sans cesse, lorsqu'elles veulent s'animer de l'inspiration du beau et du bon, το καλον, étaient privées de tout germe qui pût les faire éclore. Elles étaient le partage des Barbares et des Asiatiques plongés dans la mollesse. L'austérité des Romains les garantit de leurs atteintes qui ne tombaient que sur les esclaves, dont l'existence comme la valeur n'était pas différente de celle des vils troupeaux : mais le luxe et les vices venant à s'accroître, les exercices du Champ de Mars furent remplacés par ceux de l'intempérance et de la débauche ; et lorsque ce peuple commença à mériter de ne plus être libre, avant même la chute de la république, le sanguinaire et voluptueux Sylla avait déjà été dévoré vivant par la fourmilière impure qui pullulait sur son corps corrompu par la corruption de l'ame.

La dégradation extérieure du corps, comme nos autres malheurs, est bien plus déplorable, lorsqu'elle ne découle pas de causes volontaires, mais d'habitudes commandées par l'impérieuse nécessité et l'insalubrité de la terre natale à laquelle nous attacherait, à défaut de toute autre fatalité, un invincible amour. Si les premiers écrivains de la Grèce n'ont pas eu à retracer ces hideuses images, on les retrouve aux premières pages de l'histoire de ces peuples anciens qui traînent leur existence à travers les sables de l'Arabie et sur les bords de la mer Rouge. Brûlés sans cesse par un soleil sans pitié, ils ne trouvent aucun asile sous l'ombrage des arbres qui ne peuvent croître sur un sol aride, si ce n'est çà et là à des distances immenses, pour former quelques oasis, paradis du voyageur. Pour apaiser leur soif dévorante, ils sont heureux de rencontrer les eaux saumâtres du désert; des alimens rares soutiennent leur courage; quelques poissons composent ceux de ces peuples qui n'adoptèrent point la vie errante, et à qui l'on donna long-temps le nom d'ichthyophages.

Par la suite tous les peuples se sont mêlés; les germes de corruption se sont répandus de toute part, et l'on en découvre les effroyables efflorescences au milieu des Germains et des Gaulois célèbres autrefois par la blancheur et l'éclat de leur peau, et jusqu'au milieu de ceux qui étaient séparés du reste du monde: *divisos orbe Britannos.*

Heureusement, le monde s'est réveillé d'un long assoupissement, la civilisation répare les maux d'une civilisation première, l'art en s'éclairant lui-même a dissipé mille erreurs, son flambeau a appelé l'hygiène au milieu des peuples, et si la morale lui prête son divin appui, les hommes pourront revenir à ces âges qu'ils regardent comme trop loin d'eux; la nature, toujours bienveillante, forte et conservatrice, aura bientôt purgé les générations des souillures que les vices ont introfusées dans leurs élémens.

Les observations faites sur quelques individus isolés sont peu propres à conduire à des résultats généraux et certains; il faut qu'elles soient faites sur des masses, dans de grands hôpitaux et des localités diverses, pour présenter moins de prise à l'erreur dans les conséquences que l'on en peut tirer. C'est en opposant la statistique d'un pays à celle d'un autre, sous le rapport d'une maladie, que l'on peut plus sûrement parvenir à en découvrir les causes, et par suite arriver jusqu'à son principe.

Cette méthode d'exploration amène à reconnaître plusieurs causes au développement du favus; il en est une qui semble résulter d'une circonstance qui mérite d'arrêter l'attention.

A Elbeuf, à Louviers les rues sont passablement larges, et la population n'y est pas proportionnellement aussi considérable qu'à Rouen. Il est vrai, toutefois, qu'il y a des fabriques, et par conséquent des réunions nombreuses d'enfans; la teigne faveuse règne d'une manière égale dans chacune de ces villes. Mais que doit-on penser lorsque l'on voit les habitans des villages voisins qui, à la vérité, filent la laine, mais ne sont pas rassemblés en grand nombre dans le même lieu, comme dans les manufactures, être comme les autres la proie du favus? Il doit, pour ainsi dire, être regardé comme endémique près d'Elbeuf, à Saint-Aubin, Caudebec, Orrival, Voissel, et une foule d'autres communes toutes occupées à la préparation et au tissage de la laine. Dans la même contrée, le Val-de-Lahaie, les communes qui longent la Seine en montant par le Hâvre, ne sont point livrées à la fabrication de la laine, et elles n'éprouvent presque aucune atteinte du favus. Louviers et les communes qui environnent Rouen, et qui sont occupées à travailler la laine, telles que Darnetal, Bapaume, Dieppedal, qui dépend pourtant du Val-de-Lahaie, enfin toute la riche et belle vallée de Deville jusqu'à Malaunay qui est parsemée de jolies fabriques, sont des lieux où le favus se plaît à exercer ses ravages, tandis qu'il ne se manifeste presque jamais sur la hauteur qui n'est habitée que par des cultivateurs. Mais aussi la teigne muqueuse et la granulée par compensation, qui naissent des conditions contraires à celles de la première affection, s'y montrent assez fréquemment. Ici il est présumable que la vivacité de l'air n'est pas sans quelque influence sur la différence qui existe entre la colline et la vallée.

A Lyon, la population est une fois plus considérable qu'à Rouen, et une grande quantité de fortes communes y envoient des teigneux à notre traitement externe; néanmoins le nombre de ceux attaqués du favus est à peu près égal chaque année dans les deux villes. Elles ont l'une comme l'autre une grande industrie manufacturière; mais dans la première on confectionne surtout des étoffes de soie; les ouvriers travaillent chez eux, et ne sont point réunis dans des fabriques comme à Rouen; ils ne travaillent point sur la laine comme ceux qui habitent cette dernière ville et les campagnes qui l'avoisinent.

A Tricot, où l'on fabrique une étoffe de laine qui en porte le nom, nous avons vu la teigne faveuse dans une proportion étonnante.

N'est-on pas induit à penser que la manipulation de la laine peut contribuer à la naissance du favus? Cette matière animale est analogue aux cheveux. Elle est difficilement dépouillée de la substance graisseuse dont elle est imprégnée, laquelle finit par se décomposer, se durcir en se combinant avec la poussière, et acquérir ainsi quelque rapport avec la matière sébacée dénaturée par le favus. Elle peut alors s'introduire facilement dans les follicules où elle produit le même effet que le ferment pris directement d'un tubercule de cette teigne. Si ce soupçon que fait naître une observation incontestable en elle-même, obtenait quelque confirmation, on aurait fait un pas de plus vers la découverte de la nature du principe faveux, et reconnu une de ses causes de plus. On concevrait alors encore plus facilement comment les coiffures de laine grossière en facilitent la naissance ou la propagation. Nous ajouterons encore à cette observation que nous avons remarqué que dans les campagnes, où l'on fait paître des troupeaux de moutons, c'était presque toujours les enfans des bergers qui réclamaient nos soins, lorsque, n'étant point encore chargés du traitement de cette affection dans les hôpitaux de Paris, nous pouvions plus facilement nous transporter dans les communes où nous étions appelés.

Quelque difficulté qui puisse rester encore pour expliquer d'une manière précise comment opèrent les diverses causes qu'indique l'expérience, nous avons dû scrupuleusement publier tous les faits qui étaient à notre connaissance. Peut-être le temps et un concours de lumières parviendront-ils à découvrir toute la vérité.

Quant à la propriété contagieuse du favus, elle est démontrée; une expérience facile à faire suffit pour dissiper tous les doutes. Il est certain encore que les malheureux sont plus sujets que les autres à en ressentir les funestes atteintes, ce qui doit être attribué aux circonstances au milieu desquelles ils sont placés; il n'est pas facile d'assigner quelle est celle de ces circonstances qui exerce une influence plus efficace. Ainsi il doit planer encore une espèce de vague sur la question de savoir si un régime débilitant fait naître le germe de cette affection directement, ou s'il ne fait qu'en rendre plus facile la propagation en privant le système dermoïde de la tonicité et de l'énergie exhalante qu'entretient une nourriture ordinairement saine et abondante; si le défaut de propreté et un air corrompu peuvent faire éclore ce germe sous le toit de la misère, et si enfin la manipulation de la laine peut en communiquer le principe.

Nous ne pouvons fixer notre décision sur ces divers points assez difficiles, et nous n'essaierons pas d'opérer à l'égard d'aucun d'eux une conviction que nous n'aurions pas nous-même en partage. Notre tâche à nous est suffisamment remplie en constatant tout ce que l'expérience a pu nous révéler. A d'autres appartient le droit de prononcer avec autorité; nous n'avons fait qu'amasser les pièces du procès, augmenter le nombre des indices et des preuves qui peuvent servir à éclairer ceux qui, par leurs talens et leur savoir, sont dignes d'exercer dans la science une espèce de magistrature; c'est à eux que nous soumettons le recueil de nos recherches, de nos observations et de nos timides conjectures; c'est à eux de prononcer, *sub judice lis èst.*

L'on a souvent échoué dans les tentatives faites pour guérir la teigne faveuse, et l'on a avancé qu'il était des cas où elle était incurable; cette erreur est trop désespérante pour que nous n'insistions pas pour la détruire. L'on a souvent attribué à un vice scrofuleux ou syphilitique héréditaire l'inutilité des efforts les plus opiniâtres; nous avons déjà expliqué que le favus n'était pas susceptible d'un amalgame semblable avec un autre vice quelconque. Il n'est pas douteux néanmoins qu'il est parfois tellement invétéré qu'il résiste avec quelque ténacité; mais il a toujours cédé à notre méthode, quoique les malades se soient présentés à nous avec des altérations du cuir chevelu produites par le favus et plus encore par les applications les plus violentes et souvent les plus bizarres par lesquelles on avait vainement cherché à le combattre. La peau devait à ces traitemens empiriques une irritation et une désorganisation qu'elle n'aurait pu recevoir d'aucun vice naturel, et, malgré ces conditions défavorables, nous avons toujours obtenu un succès qui n'a pu être retardé au-delà de quelques mois. Ainsi nous pouvons affirmer que cet exanthème ne doit jamais être regardé comme incurable. Il faut nécessairement, dans ces cas d'une intensité grave, que les soins ne soient jamais ralentis par la négligence, comme cela arrive ordinairement. La surveillance spéciale de celui qui opère le traitement doit être continue, et cette persévérance triomphe bientôt de celle du mal.

M. Robinson, Anglais, nous a confié sa fille qui était affligée des symptômes les plus graves du favus invétéré ; elle n'avait éprouvé aucun soulagement des moyens employés sur elle, tant en Amérique qu'en Angleterre.

Déçu sans cesse dans son espoir, son père l'abandonna à nos soins, sans paraître en attendre de plus heureux résultats. Il la laissa à Paris afin que nous pussions journellement lui prodiguer les secours de notre méthode. La non interruption de nos soins abrégea le temps que réclamait cette teigne, devenue opiniâtre ; et, dans l'espace de six mois, la guérison fut complète et radicale.

Une famille juive, du Caire, était en proie à la fureur de ce hideux exanthème ; elle avait essayé de tous les moyens mis en usage en Egypte. Le père seul était guéri, non pas par l'effet des traitemens et notamment celui de la calotte qu'il avait enduré pendant quinze ans, mais par la terminaison naturelle de cette efflorescence ; il avait la tête entièrement dépouillée de cheveux, le mal s'était dissipé de lui-même après avoir détruit tous les bulbes et accompli ainsi sa mission spéciale.

Ses cinq enfans avaient long-temps encore à attendre pour jouir de cette délivrance naturelle, dont l'arrivée n'est pas fixée à une époque invariable ; souvent même on l'attendrait en vain. On leur avait déclaré, au Caire, que leur maladie était incurable et que c'était une variété de la lèpre des Arabes. Un reste d'espérance les avait amenés en France, et quoique leur teigne, qui leur avait été transmise avec la vie, fût compliquée de l'irritation chronique du cuir chevelu, produite par les médications qui jusqu'alors y avaient été appliquées, nous les avons tous guéri, mais dans un délai un peu plus long qu'à l'ordinaire; tout s'était réuni pour rendre chez eux cette affection rebelle. Ils donnaient sans cesse le nom de lèpre au mal qui les tourmentait. Il paraît que les Hébreux appelaient ainsi tous les exanthèmes indistinctement.

Pour établir la vérité que nous avons annoncée, que la teigne faveuse ne doit jamais être regardée comme incurable, nous pouvons citer une foule de malades, dont les noms sont inscrits sur les registres des hôpitaux, et qui en fournissent une preuve irrécusable; nous rapporterons, entre un grand nombre d'autres:

Joseph Gravinier,	âgé de 42 ans,	malade depuis 20 ans.
Laurent Roussente,	40	20
Louis Pascal,	52	20
Opportune Vichant,	40	23
Thérèse Grofmor,	36	25

Nicolas Lamotte,	âgé de 38 ans,	malade depuis 25 ans.
Marie-Anne Bauh,	35	25
Charles Chartron,	35	25
Josephine Alexandre,	32	25
Elisabeth Ramus,	34	26
Louis Ferragon,	35	26
Françoise Geoffroy,	39	28
Etienne Magin,	30	29
Denise Derval,	35	30
Roche Ferrier,	38	30
Adolphe Plaque,	38	30
Joséphine-Françoise Verdier,	60	30
Virginie Oudet,	38	30
Catherine Palmenier,	35	30
Jeanne-Marguerite Dauphin,	40	32
Florimonde Lahay,	33	33
George Oysle,	42	36
François Javelet,	42	36
Thomas Lebillet,	43	36
Marcel Cormio,	40	36
Françoise Dumoutier,	40	36
Rose Schtecle,	46	40
Pierre Vendax,	44	40
Philippe Lepelletier,	45	40
André Guel,	45	40

Nous avons pris ces noms sur un relevé des individus encore atteints du favus, après l'âge de trente ans; ce relevé n'est pas fait jusqu'à cette année, mais nous ne pensons pas qu'il soit nécessaire de multiplier des citations de ce genre, en voilà bien assez.

Si la teigne faveuse n'est jamais incurable en

elle-même, il n'en est pas toujours ainsi des accidens dont elle peut devenir la cause et qui peuvent l'accompagner. Pour en arrêter les effets et en prévenir la terminaison quelquefois fatale, surtout dans le jeune âge, lorsque les désordres coïncident avec le travail de la croissance générale, le parti le plus sage est de faire disparaître cette hideuse affection, et de ne pas se fier à ceux qu n'ont pas craint d'exhorter à en attendre la guérison de la bienveillance de la nature.

La teigne faveuse méritait d'être envisagée isolément sous toutes ses faces, et il résulte bien de tout ce que nous avons dit à son sujet, qu'elle ne doit, sous aucun rapport, être confondue avec les autres espèces; elle n'a même aucun des caractères qui constituent le genre des teignes selon les auteurs. Elle n'appartient pas au genre psydracié ou pustuleux. Elle ne résulte que d'une altération dans les fonctions des follicules sébacés, elle n'est donc pas essentiellement propre au cuir chevelu; elle n'y est plus ordinaire qu'à raison de la multiplicité de ces mêmes organes qui y sont implantés. Les raisonnemens que l'on a fait jusqu'à présent sur les causes et les prédispositions des teignes, doivent cesser de recevoir une application générale. L'exanthème faveux n'est point produit par une éruption salutaire, propre à diminuer la masse trop abondante des humeurs qui affluent vers la région élevée, où la nature opère son plus important ouvrage. On essaierait en vain d'en obtenir la répercussion ou la dérivation par les moyens qui peuvent réussir dans les autres circonstances. Produit par une cause particulière, il en suit fidèlement les lois : sa marche est constante, on ne le voit jamais la suspendre comme quelques autres espèces, et disparaître pour se montrer de nouveau à des époques de périodicité.

Sa naissance n'est point due à un excès de vitalité qui pousse à la périphérie le superflu des sucs nutritifs ou simplement les substances nuisibles qui pourraient s'y mêler. Il se manifeste ordinairement sur des sujets à qui la misère accorde à peine ce qui peut soutenir une existence chétive et appauvrie. Sa guérison n'est jamais funeste comme celle de ceux qui ne sont que des sécrétions extraordinaires, dont la suppression apporte le trouble dans l'économie dont ils étaient des auxiliaires puissans, ou du moins dont ils constituaient des habitudes qui, malgré leurs inconvéniens, ne pouvaient sans danger être subitement changées.

La prolongation du règne de cette teigne ne présente aucun avantage; elle n'opère aucune épuration utile, et elle ne peut devenir féconde qu'en désordres souvent irréparables, désordres que nous avons signalés et sur lesquels nous n'avons plus à revenir. Elle semble parcourir ses périodes dans un cercle circonscrit par les bornes d'un système particulier, qui n'est point entièrement lié aux systèmes généraux essentiellement nécessaires à la vie, et par cette raison elle échappe à la sympathie par laquelle ils réagissent les uns sur les autres. Ainsi, au milieu des phénomènes de l'économie, sa marche est isolée et indépendante; seulement elle éprouve parfois une modification sensible à l'âge de la puberté, mais c'est qu'alors la vitalité s'est énergiquement prononcée dans la sphère de son existence, et elle a pu éprouver une influence que ni la nature ni l'art ne renouvelleront plus.

Le siége des divers exanthèmes du cuir chevelu n'étant pas déterminé d'une manière précise, il était dangereux de les amalgamer sous des considérations générales : l'avantage de pouvoir tirer des conséquences simples et d'une application universelle ne balançait pas assez l'inconvénient d'aller directement contre la vérité et de faire naître, de la confusion, des erreurs propres à multiplier le nombre des victimes. Dans cette manière d'envisager ces affections, les descriptions de chaque espèce devenaient inutiles, elles n'établissaient que des nomenclatures futiles de variations d'apparence qui ne changeaient rien à l'essence des choses; et l'on rentrait dans l'opinion de ceux qui prétendent que, sous quelque apparence que se montre la teigne, ce n'est toujours que la même maladie, et qu'il est absolument superflu de se fatiguer à trouver des classifications qu'un seul mot remplace suffisamment; erreur fatale, qui, dans la pratique, conduit à combattre avec opiniâtreté des affections si diverses par des médications générales, qui deviennent funestes par leur inopportunité lorsqu'elles ne sont pas inutiles !

Une méthode plus sage doit, selon nous, consister à reconnaître ce qui peut séparer les teignes les unes des autres, loin de les grouper aveuglément; il ne faut accoler ensemble que celles qui ont des rapports évidens dans leurs causes et leurs effets, et le coup-d'œil que l'on doit rejeter en arrière sur leur histoire une fois terminée, doit moins tendre à les réunir sous le même point de vue qu'à les distinguer clairement dans leur individualité.

TEIGNE TONDANTE.

(*SQUARUS TONDENS.*)

Cette teigne se reconnaît à la manifestation de petites aspérités sur des places arrondies, plus ou moins étendues, ordinairement au cuir chevelu. Ces aspérités sont comparables à celles du chagrin ou de la peau de chien de mer. Les cheveux qui couvrent ces places sont rompus à une ou deux lignes au-dessus du niveau de l'épiderme, de manière qu'il en résulte de véritables tonsures.

M. le docteur Alibert a le premier décrit l'exanthème amiantacé que sa rareté avait soustrait à l'observation ou plutôt à l'attention de ses devanciers. La même cause a retenu dans l'oubli jusqu'à ce jour celui dont nous allons nous occuper.

Comme sa matière est peu considérable et qu'il est accompagné de peu d'incommodité, il a dû se présenter encore moins fréquemment dans les hôpitaux. Au milieu de l'immense multitude de teignes qui ont passé sous nos yeux depuis plus de trente-cinq ans, cette dernière s'est offerte assez souvent à notre examen pour attirer notre attention. Nous croirions rejeter, sans excuses, une partie intéressante de notre tâche, si nous négligions de publier ce que nous en avons déjà aperçu, et si nous laissions à d'autres le soin, non d'en apprécier toute la nature, d'en révéler les causes, mais du moins celui de la signaler les premiers et d'attirer ainsi un concours de lumières sur un point pathologique nouveau, et dont la connaissance approfondie peut avoir des conséquences très-utiles, quoiqu'on ne les entrevoie pas d'abord d'une manière claire et précise.

Les individus, affectés de cette teigne, nous ont toujours offert, sur le cuir chevelu, au moins une tonsure plus ou moins étendue, mais toujours régulièrement circulaire, où les cheveux étaient naturellement coupés, ou plutôt cassés à une ou deux lignes au-dessus du niveau de l'épiderme. A cette place la peau était extrêmement sèche, plus compacte, plus serrée que les parties voisines qui étaient saines; les aspérites qui se faisaient remarquer étaient sensibles à la vue et surtout au toucher; elles étaient semblables à celles qui deviennent apparentes sur la surface de la peau, à la suite de l'impression subite du froid, ou après le frisson causé par un sentiment d'horreur, enfin à ce que l'on appelle vulgairement chair de poule. La teinte de la peau était un peu bleuâtre ; mais lorsqu'on la grattait, la surface soumise à ce frottement se recouvrait d'une poussière fine et très-blanche que l'on peut comparer à de la farine très-ténue.

Ces aspérités ne sont autre chose que des follicules qui sont devenus saillans, et comme à la tête ils sont en plus grande abondance que partout ailleurs, leur apparition n'est pas tout-à-fait identique avec celle de la chair de poule. Les petits grains sont, dans le premier cas, plus resserrés et plus multipliés ; l'épiderme qui est altéré, et de plus l'irritation dermoïde occasionent une variation de couleur qui doit produire quelque différence entre les places tonsurées par cette teigne et celles où les follicules deviennent visibles à la suite d'un frisson, d'une manière passagère et sans aucune altération cutanée. Nous n'avons fait cette comparaison que pour amener à reconnaître que ces aspérités sensibles n'étaient dues qu'aux glandes sébacées, qu'une impression morbide rendait très-apparentes ; mais la similitude est beaucoup mieux choisie en la prenant de la peau du chien de mer sous tous les rapports, à part toutefois les petites pointes de cheveux toujours d'une ou deux lignes, qui s'élèvent rudement à chaque sommité.

Le peu de malades qui sont affligés de cette teigne ne se présentent que long-temps après qu'elle s'est manifestée sur eux. Il résulte de cette circonstance et de leur petit nombre qu'il n'est pas possible de faire des observations et des comparaisons que la fréquence de la teigne faveuse nous a rendues faciles; nous l'avons néanmoins assez attentivement observée pour nous croire autorisé à la classer immédiatement après cette dernière.

Elle commence par se manifester sur un point très-exigu qui devient le centre d'un cercle qui va toujours en développant sa circonférence; le brisement des cheveux est le résultat immédiat de cette altération des follicules. Quelquefois l'affection se communique à d'autres places éloignées du siége de l'invasion; il s'y établit un petit point qui se développe comme le premier par une extension excentrique; à la longue toutes ces circonférences finissent par s'atteindre, se confondre et ne faire de toute la tête qu'une surface entièrement tondue et recouverte des aspérités dont nous avons parlé. Nous avons vu trois ou quatre exemples de l'invasion générale du cuir chevelu par cette affection singulière.

Comme le favus, cette teigne a son siége principal dans les cryptes sébacées, et, sous ce rapport, elle doit être aussi regardée comme une maladie folliculeuse; comme lui aussi, nous pensons qu'elle est susceptible d'exercer une influence plus profonde et de trouver à s'infiltrer dans l'organisation et de parcourir les divers points de communication qui unissent tout l'appareil destiné à la production, la croissance et l'entretien du système pileux.

Ce sont bien les follicules qui, par leur saillie, forment les aspérités qui caractérisent cette altération cutanée; on les distingue facilement, à l'aide de la loupe, sur les places malades; ils sont plus élevés qu'à l'ordinaire, et leur volume est un peu augmenté; ils sont entièrement desséchés, mais remplis de la matière qu'ils sécrètent, laquelle, dans ce cas, est dénaturée d'une manière sensible ; mais différente de celle du favus, elle a perdu toute onctuosité, ainsi que sa couleur ordinaire; elle n'est plus jaune, et c'est elle qui, par le frottement, se réduit en farine très-fine, d'une blancheur relevée par une petite teinte bleuâtre.

la privation de toute lubréfaction sébacée contribue à donner à la peau une dureté et une aridité remarquables. Ce qui prouve combien nous avons eu raison d'attribuer aux follicules des fonctions utiles à l'égard des cheveux, c'est que ces derniers sont altérés d'une manière bien grave par cette nouvelle maladie de ces petits organes. La sécheresse insolite de la matière qui les enduisait auparavant d'une onctuosité qui contribuait à leur éclat et à leur souplesse, les prive de ce secours, et ils se brisent maintenant à leur naissance; leur tige ne peut plus qu'avec peine s'élever à la hauteur de quelques lignes.

Comme la teigne faveuse, celle-ci peut aussi se fixer ailleurs que sur la tête; quoique nous n'ayons pas eu occasion de la remarquer sur les parties inférieures du corps, nous l'avons vue descendre très-bas sur les deux côtés du cou; les follicules étaient bien apparens, et leurs saillies donnaient lieu à des lignes parfaitement symétriques qui, par leur entrecroisement, formaient de petites losanges très-régulières.

Le 3 février dernier, il s'est présenté à l'Hôtel-Dieu de Rouen le nommé Charles Wortel, âgé de dix-sept ans, né à Grave en Hollande : il était mousse dans un navire. Les tonsures et les aspérités de cette teigne occupaient sur sa tête toute la partie postérieure de l'occiput et encore une étendue considérable sur le sinciput, laquelle se prolongeait sur le pariétal gauche jusque vers la tempe. Il était en proie à cette affection depuis plus de dix ans; on avait, sans succès pendant plusieurs années, cherché à l'en délivrer, par le procédé de la calotte, à l'hôpital de Rotterdam. Tout ce que nous avons dit des altérations que la teigne faveuse occasione dans les ongles se reproduisait dans ceux de ce jeune homme, avec une seule différence dans la couleur : ils n'étaient point devenus jaunes comme cela arrive dans le premier cas, ils étaient au contraire plus blancs qu'à l'ordinaire; ils étaient, du reste, devenus d'une épaisseur considérable et branchus à leurs extrémités libres, de telle sorte qu'il éprouvait une gêne fatigante en se livrant à ses occupations habituelles. Nous avions fait la même observation il y a plusieurs années sur une demoiselle à Paris.

Nous avons donné quelques soins à un jeune homme et à sa sœur un peu plus âgée que lui. Leurs têtes étaient entièrement envahies, les cheveux étaient ras sur tous les points comme si on les eût ainsi tondus volontairement avec soin. Leur père avait été exempt de cette maladie, mais leur grand-père et deux de leurs oncles en avaient été affligés jusqu'à la fin de leur vie.

Cette teigne était parvenue à un degré très-grave d'intensité chez la demoiselle, et pour la vaincre nous avions augmenté l'énergie des moyens que nous employons contre la teigne faveuse. Nous étions parvenu à faire croître les cheveux jusqu'à la longueur de trois ou quatre pouces. Se croyant suffisamment guérie, elle a brusquement interrompu son traitement, et en peu de jours ses cheveux ont été rompus comme auparavant à une ligne au-dessus de la peau. Elle porte maintenant une perruque; et, comme elle est sur le point de se marier, elle cesse de chercher la guérison de cette affection qui la prive d'un ornement naturel.

L'exemple de cette famille où cette teigne a été héréditaire, les altérations des ongles, qui peuvent résulter d'une communication immédiate à laquelle le malade peut donner lieu en se grattant, ou encore de l'invétération qui peut l'avoir rendue constitutionnelle et susceptible d'agir directement de l'intérieur sur la formation des ongles; l'observation d'individus qui en ont reçu l'atteinte par la fréquentation de quelques autres qui en étaient affligés; la manière dont elle se propage sur la même tête; tout se réunit pour autoriser à admettre qu'elle est de nature contagieuse, qu'elle est susceptible de devenir constitutionnelle et qu'elle peut se transmettre par la génération.

Sous tous les rapports, en y joignant encore la circonstance de son siége évident et principal, on doit la regarder comme agissant dans les limites du même système que le favus avec plusieurs différences qui nécessitent sa séparation d'avec lui, mais avec des analogies qui exigent qu'elle n'en soit éloignée que le moins possible.

Si par hasard quelques follicules, au milieu de tous ceux qui les entourent, ont échappé à l'atteinte du principe morbide, les cheveux, dont ils protégent la racine, continuent à pousser; mais bientôt la contagion finissant par vaincre l'obstacle qui avait d'abord repoussé son invasion, ils sont, comme les autres, coupés à leur base.

Les follicules, dans cette teigne, ne sont point morts, et la faculté de se reproduire au besoin ne leur est pas enlevée, de sorte qu'il en résulte pour elle une persistance à laquelle nous n'avons jamais vu arriver un terme naturel. Nous avons souvent vu des malades qui en étaient attaqués depuis plus de quinze ans, outre ceux qui l'ont emportée au tombeau.

Les follicules et la peau elle-même, réduits à un état d'aridité extraordinaire, sont avides de toute espèce d'onctuosité ; lorsque l'on a recours à des applications de substances grasses, elles sont absorbées avec une rapidité extrême. Leur effet n'est point, comme dans le favus, d'obtenir la chute prompte des tubercules ; les follicules restent à peu près dans le même état ; ils reprennent un peu de vigueur, mais ils ne disparaissent pas, ils restent au même niveau, et si, par la persévérance des mêmes moyens, on obtient l'extraction de la matière farineuse et blanche qui est dans leur sein, elle se reproduit du moment que l'on en a interrompu l'usage : ce qui démontre qu'ils n'ont pas eu pour résultat de porter, pas plus que dans la teigne faveuse, aucune atteinte au principe même de la maladie folliculeuse.

La ténacité de cette teigne est très-opiniâtre ; néanmoins, par des soins assidus, nous en avons toujours triomphé en employant contre elle le même traitement que celui contre lequel ne résiste pas la teigne faveuse.

Quoique le nombre si peu considérable de sujets en proie à cette affection, ne nous ait pas permis de multiplier davantage les observations depuis que nous l'examinons avec plus de soin, et que nous soyons forcé de borner à si peu de considérations un exanthème assez intéressant, nous n'avons pas dû le passer sous silence; désormais nous aurons soin de recueillir tout ce qui sera propre à jeter quelque jour sur une matière toute nouvelle. Nous espérons aussi que l'attention des gens de l'art, éveillée sur elle, multipliera bientôt les observations, et que le chemin qui reste à parcourir pour arriver à la vérité sera promptement rendu facile : heureux d'y avoir fait les premiers pas, lors même qu'il serait accordé à d'autres d'atteindre jusqu'au but!

TEIGNE AMIANTACÉE.

(*AMIANTUS.*)

La teigne amiantacée se reconnaît à la manifestation d'une pellicule luisante et argentine, ou plutôt nacrée, qui entoure la tige du cheveu. Les cheveux voisins, recouverts de cette manière, s'unissent par mèches ordinairement à la partie antérieure et supérieure de la tête, et présentent une surface striée, soyeuse et chatoyante, qui leur donne une ressemblance frappante avec l'amiante.

Cette substance minérale a été spécialement appelée, par Pline-l'Ancien, *amiantus ;* c'est pour cette raison que nous préférons ce nom à celui de *asbestinum* qu'il a donné à une espèce de lin incombustible dont il raconte les merveilles, et qui croît, selon lui, dans les plaines désertes de l'Inde, au milieu des serpens et sous un soleil brûlant. Ce serait donc détourner de sa destination le mot *asbestinum* que de s'en servir pour rappeler l'amiante, puisqu'il a été consacré à un lin fabuleux, que du moins on n'a pas communément sous les yeux, et dont la couleur ne se rapporterait pas à celle de l'efflorescence que nous décrivons, car Pline dit fort bien qu'elle est rousse, *rufus de cætero color*.

M. le docteur Alibert a le premier décrit cet exanthème du cuir chevelu avec ce rare bonheur d'expression qui caractérise son style, et qui résulte de la justesse de son talent d'observation. Outre l'espèce d'identité qui existe entre l'aspect du produit de cette teigne et l'aspect de l'amiante, il ajoute que la pellicule qui entoure les cheveux et les suit dans leur trajet ne ressemble pas mal à la pellicule mince et transparente dont les plumes des jeunes oiseaux sont environnées lorsqu'ils sont encore dans leur nid. Plus loin, en décrivant les symptômes de cette affection sur le nommé Pierre Roblatre, il s'exprime ainsi : « L'exsudation écailleuse suivait les cheveux réunis par paquets distincts dans toute leur longueur, et s'en détachait avec la même facilité que ces membranules qui sont autour des plumes des jeunes oiseaux, et qu'ils enlèvent avec leur bec. »

La comparaison ne pouvait pas être plus exacte, et il était impossible d'être amené plus près de la vérité par cette ressemblance.

Il ne restait plus qu'un pas à faire pour reconnaître l'origine et la nature de cette efflorescence singulière. Non-seulement la pellicule qui entoure les plumes naissantes de l'oiseau a un rapport d'aspect avec celle que l'on remarque sur le cheveu de l'homme dans l'affection dont nous nous occupons ; mais encore elles sont l'une et l'autre la même chose avec cette différence qu'elles sont rendues apparentes dans le premier cas par un phénomène habituel et normal, et dans le second par une impression morbide.

La tige de la plume est garnie sur deux de ses côtés de filamens déliés, qui s'alongent obliquement; il est évident qu'en s'élevant de l'intérieur à l'extérieur de la peau, ces filamens seraient arrêtés et rebroussés par des obstacles, et la nature prévoyante a obvié à cet inconvénient en les enveloppant d'une gaîne qui protége leur sortie, et qui devient inutile du moment que cette mission est remplie. Aussi, elle se rompt promptement alors par l'effet de la distension causée par la plume qui acquiert à chaque instant un surcroît de volume; l'oiseau, pressé de jouir de sa parure, hâte avec son bec la destruction de cette enveloppe, d'abord si nécessaire, et maintenant superflue.

Comme la plume, le cheveu est muni d'une gaîne membraneuse qui le protége dans sa croissance, et qui lui est indispensable pour qu'il arrive jusqu'à la superficie du derme; on conçoit que cette tige frêle et aiguë pourrait être arrêtée dans les matières solides qu'il lui faut traverser dans sa marche ascendante, et dans l'épaisseur desquelles elle irait s'implanter; mais dès qu'elle a vu le jour elle n'a plus rien à redouter, aucun obstacle ne peut plus entraver son essor; comme la plume, elle ne traîne pas après elle un branchage embarrassant qui doit traverser la même route sous l'abri de la même égide, avant de se montrer avec éclat; aussi est-elle sur-le-champ abandonnée à elle-même. Le tube protecteur s'arrête au moment où son secours n'est plus nécessaire, et il se borne désormais à empêcher une adhérence avec les corps environnans qui entraveraient, à sa racine, l'agrandissement de cette tige dont il a d'abord conduit le sommet à la lumière.

Ainsi, dans l'état normal, la gaîne membraneuse du cheveu n'apparaît jamais à l'extérieur du derme; lorsqu'elle vient parfois étonner les regards par un alongement extraordinaire, elle annonce qu'une affection grave a troublé les lois de la région qu'elle habite.

Une chose certaine, c'est que le produit de l'affection dont nous nous occupons n'est que la réunion d'une plus ou moins grande quantité de cheveux dont la gaîne entoure la tige, et qui sont unis et agglutinés par une matière propre à cet effet, et qui se dessèche promptement par le contact de l'air. Mais ce qui est moins certain, c'est la source où cet alongement du tube membraneux prend sa naissance. Est-il causé par la phlogose de l'organe qui produit la matière de ce tube? Ce dernier est-il simplement affecté par l'inflammation de la région où il est implanté de manière à recevoir un excès dans sa puissance d'assimilation et de croissance ? Pour répondre à ces questions et à d'autres semblables, on se trouve arrêté par des difficultés sérieuses. L'anatomie de ces parties si ténues est presque toute conjecturale; l'exploration des sens est presque rendue impossible par leur extrême délicatesse. Les fonctions qui s'y exécutent sont néanmoins intéressantes, pourquoi faut-il qu'on se sente emporter d'incertitude en incertitude, lorsqu'on essaie d'en imaginer le mécanisme ?

Le docteur Gauthier s'est livré à de profondes recherches sur l'organisation de la peau et les causes de sa coloration; la publication des résultats qu'il a obtenus, a fait une espèce de révolution dans l'histoire spéciale de ce système. Selon lui, le bulbe du poil est composé d'une capsule extérieure ovoïde, opaque, nacrée, qui se rétrécit vers le derme, se continue avec lui, donne de ce côté issue au poil, et présente ordinairement à son extrémité opposée deux ou trois filets qui se répandent dans le tissu cellulaire sous-cutané, en second lieu d'une gaîne membraniforme intérieure qui enveloppe immédiatement le poil depuis la surface de la peau jusqu'au fond de la capsule aux deux extrémités de laquelle elle adhère. Cette gaîne est formée de plusieurs couches concentriques dont la plus interne est albide; la deuxième brunâtre, lorsque les poils sont noirs; et la plus externe rouge et comme charnue.

Au milieu de la capsule, au fond, s'élève un petit corps conoïde qui participe des états gélatineux et charnu, assez rouge lorsque les poils sont blancs, et d'un rouge plus brun quand ils sont noirs. Le commencement du poil qui, à cet effet, est creusé d'un petit canal, s'implante sur le corps conoïde et y puise les élémens de sa croissance et de sa conservation.

Ainsi, la gaîne membraneuse n'est qu'un prolongement du bulbe, semblable à celui qui s'élève de l'oignon, et qui conduit la tige qui en sort jusqu'à l'extérieur de la terre.

L'accroissement prodigieux et insolite de cette gaîne peut être produit par une affection du bulbe qui cause l'excès de la sécrétion de la matière qui compose cette membranule; d'un autre côté, ce tube doué des propriétés de l'organisme, est susceptible d'en recevoir la sur-excitation, et comme ses fonctions se bornent à croître, et ne sécrètent rien, l'activité nouvelle qui lui est imprimée ne fait qu'augmenter la puissance assimilatrice dont il résulte un accroissement insolite dont l'excès suit la direction ascendante et devient ainsi sensible au dehors. Voilà deux manières dont le phénomène peut s'opérer, mais qui ne nous paraissent pas bien satisfaisantes.

Il ne faut pas oublier que les follicules sébacés sont placés à l'extrémité de la gaîne membraneuse, et leur adhérence mutuelle nous paraît probable quoiqu'elle ne soit pas encore bien constatée. Nous avons remarqué que souvent plusieurs cheveux sortaient du même follicule, et qu'au-dessous on les distinguait individuellement toujours garnis de leur gaîne, comme on les distinguait au-dessus entièrement libres de toute enveloppe.

Il est bien évident que, pour que la gaîne puisse suivre le cheveu, si elle adhère au follicule, si elle est butée simplement contre lui, il faut qu'il reçoive quelque secousse de ce mouvement extraordinaire. Nous avons soigneusement examiné ce qui lui arrivait, et nous avons reconnu qu'il était lui-même entraîné, ce qui vient encore compliquer la difficulté.

Nous avons considéré attentivement un paquet du produit de cette teigne, et nous avons vu un grand nombre de follicules adhérens encore aux cheveux, et placés au sommet du tube membraneux, ou plutôt de plusieurs tubes qui y aboutissaient pour laisser ensuite le cheveu passer par le sein du follicule, et sortir par son orifice supérieur. La gaîne ne fait pas un bien long trajet sans se rompre par l'effet du frottement, mais elle tient encore au cheveu qu'elle entoure toujours ainsi rompue comme un large anneau. Le frottement produit plus promptement son effet sur le follicule qui se détache et tombe. Aussi, sous les cheveux que nous examinions, nous avons trouvé une innombrable quantité de ces follicules desséchés qui variaient de grosseur entre eux, mais bien faciles à reconnaître; il y en avait un assez grand nombre qui étaient pleins de matière sébacée entièrement durcie. Cette matière ressemblait à de petits fragmens de soufre, parfaitement analogues à ceux qui seraient résultés de tubercules faveux.

Il n'est pas douteux que cette nouvelle observation ne complique la difficulté, quoique à la vérité elle rende plus facile l'explication du mécanisme par lequel s'opère l'alongement du tube membraneux; car il resterait incertain encore si cette affection est propre au follicule, à la gaîne membraneuse, ou au bulbe, ou enfin à ces trois organes à la fois.

Bichat a reconnu et démontré qu'il n'y a aucune adhérence entre la face interne de la gaîne membraneuse et le poil; et cela doit être ainsi puisque le poil croît et s'élève, tandis que la gaîne doit rester dans le même état, et qu'étant d'ailleurs destinée à isoler les poils des corps qu'ils doivent traverser, cet effet ne serait pas obtenu si elle-même opérait une adhérence qu'elle a pour mission de prévenir.

Si les choses restaient dans cet état, au milieu des symptômes de l'affection amiantacée, il faudrait que la gaîne s'alongeât isolément et indépendamment du cheveu ; alors elle aurait en elle-même le principe de sa croissance, ou bien elle serait simplement produite par le bulbe qui devrait à une sur-excitation qui lui serait propre, cette énergie dans la sécrétion de la matière qui forme cette gaîne.

Mais nous avons reconnu que la pellicule qui enveloppe le cheveu dans cette maladie ne croît qu'avec lui et dans la même proportion que lui.

Il est raisonnable alors de se croire fondé à conclure que les cheveux qui n'adhéraient pas dans l'état normal à la face interne de la gaîne s'y trouvent maintenant collés assez intimement. On conçoit sur-le-champ que le cheveu continuant dans ce cas à croître comme à l'ordinaire, il tire la gaîne avec une force quelconque ; cette gaîne qui est de nature à être reproduite, et à éprouver une régénération des pertes de substances qui pourraient lui survenir, suit cette impulsion, et croît tant que dure l'effort qui l'entraîne. L'activité du bulbe à produire le tube qui s'élève de son sein, est proportionnelle à celle de la force qui tend à l'éloigner de sa base.

Le follicule participe à cette adhérence au cheveu qui ne doit pas lui être habituelle : c'est pour cela qu'il le suit, et qu'il est entraîné par sa croissance.

La difficulté se trouve reculée et non entièrement détruite puisqu'il reste à savoir ce qui produit cette adhérence. Est-ce une maladie des follicules qui, venant à éprouver un dérangement dans leurs fonctions, autre toutefois que celui qui a lieu dans la teigne faveuse, se dessèchent, se serrent, s'attachent fortement aux cheveux qui les entraînent dans leur accroissement, et par suite la gaîne qui tient à ces follicules?

Une fois que les follicules sont enlevés, pourquoi la gaîne continue-t-elle à croître? Est-ce parce qu'elle ne rencontre plus au niveau de la peau le même follicule qui l'arrêtait auparavant? Ou bien, l'adhérence dont nous venons de parler s'étend-elle jusqu'à elle, et se perpétue-t-elle sans cesse? C'est ce qu'il nous semble plus naturel et plus convenable de croire, parce que cette adhérence sera produite par la même humeur qui sert à opérer l'agglutination des cheveux entre eux.

C'est sur la nature de cette humeur que se trouve transportée la difficulté, et l'on se demande : quelle est cette matière? d'où vient-elle?

La présence d'une humeur dans l'arrangement du produit amiantacé, outre la manifestation des gaînes membraneuses, est évidente, et c'est raisonnablement à elle qu'il faut attribuer les phénomènes qui suivent son infiltration dans la gaîne membraneuse. On se trouverait ainsi conduit à penser que l'affection a son siége dans le bulbe qui produit la gaîne membraneuse , le cheveu et probablement des fluides de diverses natures. Plus cette partie est couverte d'obscurité et hérissée de difficultés , plus on doit éviter de mettre de la négligence à signaler ce qui peut se rattacher à elle, et qui peut ainsi être un échelon pour arriver à la vérité. Il ne faut rien mépriser; le fait le plus simple au premier abord , et qui semble ne présenter que peu d'intérêt, peut devenir par la suite très-important; il renferme peut-être un des secrets de la nature que l'on chercherait vainement ailleurs.

La capsule du bulbe est une substance nacrée; ne peut-on pas dire que par l'effet d'une inflammation , il en découle une matière humide de même nature, laquelle expliquerait cette apparence nacrée que présentent les cheveux qui en sont imprégnés, et qu'elle agglutine comme nous l'avons dit? Ce fluide ne peut-il point se mêler avec une ou plusieurs autres matières qui sont ordinairement sécrétées dans le sein de cet organe, lesquelles peuvent dégénérer au milieu de conditions morbides? Il est certain que lors même qu'il n'y a aucune adhérence entre le poil et la face interne de la gaîne, il faut qu'il existe entre eux une lubréfaction indispensable; elle ne peut être produite que par une matière fluide qui peut dans certains cas devenir trop abondante, et éprouver d'autres modifications.

Le bulbe, a soutenu M. Gauthier, est le foyer et l'organe de la matière colorante du poil et de la peau. Cette matière, selon lui, semble primitivement destinée au poil, et elle ne se répand sur la peau que d'une manière secondaire et accidentelle, pour ainsi dire. Lorsque les cheveux sont nombreux et longs, ils absorbent une plus grande quantité de cette matière colorante, et le surplus qui restera en partage à la peau, sera d'autant moins considérable; cette perte augmentera au contraire lorsque les cheveux seront courts et rares de leur nature. Ainsi le nègre verra répandre sur sa peau l'abondance de la couleur noire dont sa laine n'aura pu s'approprier qu'une faible portion : tandis que l'Européen verra blanchir la sienne par l'absorption presque totale de la même matière par une chevelure épaisse et longue. La femme dont la chevelure est le principal ornement, aura sur sa tête un dérivatif plus puissant encore de la couleur noire; son teint sera en général plus clair et plus éclatant de blancheur que celui de l'homme. La différence des températmens influera sur l'affluence de cette matière. Les plus faibles en auront moins, leur peau sera plus blanche, leurs cheveux moins noirs, ils seront blonds; les plus forts auront les poils noirs, et leur peau sera colorée par le superflu abandonné par les cheveux : les femmes, dans tous les cas, auront les teintes moins prononcées et surtout celles de la peau. M. Gauthier a appuyé des considérations générales de cette nature sur des observations particulières. Les parties du corps où il n'y a pas de bulbes, manquent aussi de la matière colorante : la plante des pieds et la paume des mains ne sont presque pas noires chez les nègres. Des vésicatoires, dont l'effet, lorsqu'ils sont long-temps entretenus, est d'ôter à la peau la couleur noire, ont laissé voir sur des nègres, après la suppression de la pommade épispastique, la circonférence immédiate de l'ouverture des poils devenir très-noire, puis cette couleur s'irradier de chaque petit point d'où elle sortait, et aller se joindre avec celle qui s'écoulait par les autres centres ou bulbes, et former bientôt une surface très-noire, et imiter l'ossification des os plats. Le visage d'une dame grosse devint subitement du plus beau noir; ses cheveux qui étaient de la même couleur grossirent alors, et se remplirent intérieurement, jusqu'à une ligne ou deux au-dessus de leur racine, d'un suc plus noir que le reste; la couleur noire disparut deux jours après l'accouchement, et des linges en furent teints. Une négresse, blanche de naissance, avait la laine et les cils blonds. Un cocher de fiacre, qui avait des taches d'un blanc de neige, avait des poils blancs aux mêmes places. Une négresse, dont la peau devint partiellement blanche, avait des poils blancs partout où elle était blanche, et des poils noirs partout où elle était noire.

Le docteur Gauthier ne conteste pas que la matière colorante ne soit répandue dans une des couches de la peau, mais il soutient qu'elle provient et sort du bulbe. Cette digression n'est point étrangère à notre sujet puisque nous recherchons quelle est la matière qui procure l'adhérence de la gaîne membraneuse aux cheveux, et à reconnaître si elle ne vient pas du bulbe. Quoi qu'il en soit du système que nous venons de rappeler, nous avons dû le faire pour le rapprocher de deux faits que nous avons observés.

La nommée Haussedin (Marie), âgée de vingt-sept ans, rue Villedot, n. 5, était atteinte depuis quatre ans d'une teigne amiantacée; elle était mulâtre, et le produit de sa teigne présenté à côté de sa peau n'offrait aucune différence de couleur.

Je fis la même remarque sur un jeune nègre que nous avons soigné à l'hôpital des Enfans; le tissu amiantacé formé dans la laine de sa tête était extrêmement coloré comme la peau du visage. Il est facile encore de remarquer que la couleur du sujet influe sur celle du produit de l'amiante, en comparant celui-ci pris sur un sujet brun avec celui pris sur un blond. La teinte d'une des couches de la gaîne membraneuse que M. Gauthier a dit varier selon celle des cheveux, peut contribuer à cette ressemblance. Mais le fluide qui sert à agglutiner les cheveux, et que l'on distingue parfaitement bien des membranules, n'a pu recevoir sa coloration que de la matière colorante qui s'y est introduite, si toutefois elle n'est pas ce fluide lui-même.

Nous avons dû réunir toutes les inductions, tous les faits qui se présentaient à nous sur cette matière, quelque incertitude qui dût en résulter encore ; ce n'est que par de pénibles efforts que l'on arrive à la vérité : ce sera beaucoup pour nous d'avoir fait un pas de plus vers elle, lors même que nous n'aurons pu entièrement l'atteindre.

Pour dernière supposition on peut encore penser que l'irritation s'est fixée à la seconde couche de la peau, aux gemmules ; que la matière colorante qui la compose éprouve une augmentation sensible, et peut-être une altération essentielle. Elle trouve à s'infiltrer dans la gaîne membraneuse, à s'échapper vers la racine du cheveu, et à produire ainsi et l'agglutination et l'alongement qui composent le produit amiantacé : incertitudes fâcheuses qu'entretiennent celles de l'anatomie et de la physiologie de ces parties que leur ténuité soustrait aux investigations ordinaires !

S'il subsiste encore quelque vague sur la solution de la difficulté qui nous occupe, il faut convenir néanmoins que nous sommes peu éloignés de ce qui est, et que l'on conçoit assez de quoi se compose le produit de la teigne amiantacée, et par quel mécanisme il peut être formé.

Lorsque l'on met la peau à découvert, on aperçoit des sillons d'une profondeur un peu inégale aux places qui étaient recouvertes par les mèches amiantacées; cette disposition résulte du soulèvement et de l'écartement qui ont été opérés, à la base externe des cheveux, par l'entraînement des follicules et des gaînes membraneuses. Quelquefois l'irritation du derme donne lieu à des pustules ou à des ulcérations qui laissent écouler une matière ichoreuse très-souvent jaunâtre, qui teint en partie ces mêmes mèches de manière à ne laisser aucun doute sur le mélange d'une humeur qui n'est pas celle qui est propre à cette affection. Cette dernière, au surplus, est si peu abondante que l'on peut regarder cette teigne comme sèche, ce qui fait qu'elle n'exhale aucune odeur bien sensible.

Cette affection résiste rarement à l'influence qu'exerce dans le système pileux la crise de la puberté. Du reste, elle s'éteint d'elle-même, et nous n'avons pas vu de cas où elle eût déjà dépassé la durée de cinq ou six ans. Nous aurons lieu d'appeler l'attention sur la propriété qu'elle a de désorganiser la peau de manière à faire éclore le favus dans les follicules voisins des places affectées, et dans ceux qui n'ont pu être enlevés par l'alongement des cheveux. Il ne nous reste plus qu'à signaler les circonstances au milieu desquelles s'établit l'affection amiantacée.

Pour l'ordinaire, son invasion est précédée par une fièvre assez forte qui dure de deux à quatre jours; la tête devient le siége où se concentrent toutes les douleurs; elle est la proie d'une chaleur brûlante; des battemens violens et des sensations pulsatives s'y font continuellement sentir; toute cette région devient très-impressionnable au simple toucher, les yeux sont rouges et gorgés de sang: une éruption de boutons qui se rompent, et d'où s'épanche un fluide ichoreux qui se dessèche promptement, met bientôt fin à cette première crise aiguë. Tout le cuir chevelu présente des traces de la phlogose qui le tourmente; il est tantôt tuméfié, tantôt érithémateux. Mais ces symptômes primitifs disparaissent peu à peu pour laisser régner seule l'affection chronique qui s'est établie au milieu de cette fermentation énergique et passagère. Néanmoins l'irritation du cuir chevelu n'est pas entièrement détruite, et l'on ne doit pas s'étonner de la voir de temps à autre produire quelque éruption pustuleuse et de petites ulcérations humides que l'on ne peut confondre avec la teigne amiantacée proprement dite. C'est à cette irritation qu'il faut attribuer les exfoliations de l'épiderme qui peuvent quelquefois avoir lieu, mais qui ne peuvent être comparables à celles qui constituent la teigne furfuracée, puisque cette dernière cesse ses symptômes lorsque la négligence la laisse devenir assez intense pour déplacer le siége de l'inflammation, le refouler plus profondément, et faire éclore l'exanthème amiantacé qui succède au furfuracé, dans ce cas, sans être précédé de la crise qui détermine sa naissance, lorsqu'il se manifeste de prime-abord.

La faculté que l'affection furfuracée possède d'engendrer, pour ainsi dire, l'amiantacée, est digne de remarque, et elle est un des rapports qui existent entre elles deux. Ce sont les mêmes causes et les mêmes circonstances qui les font éclore l'une et l'autre. Lorsque ces causes sont moins graves et moins actives, il n'en résulte que la première, tandis que c'est la seconde qu'elles produisent, lorsqu'elles sont accompagnées d'une plus grande énergie. Cette dernière teigne doit être regardée comme plus grave dans son origine, et plus profonde dans son siége.

La crise qui la détermine est plus violente que celle qui amène la première ; elle est plus longue et accompagnée de plus de douleur, mais dans l'une comme dans l'autre elle est enfantée par une violente secousse de l'ame. Aussi elle affecte plus ordinairement les adultes, elle est rare chez les enfans, et chez eux elle est souvent l'effet de la frayeur, car les autres chagrins de la vie glissent plus facilement sur leurs jeunes cœurs.

La nommée Borde, âgée de quarante ans, marchande de bois, à Beson près Paris, s'est présentée à nous la tête couverte d'une teigne amiantacée qui descendait jusqu'aux oreilles et jusque sur la nuque. Elle avoua qu'elle avait éprouvé de violens chagrins dont elle taisait la cause, mais dont elle laissait voir combien elle avait été affectée puisqu'elle pleurait sans cesse. La crise qui suivit l'origine de ses chagrins fut à peu près comme nous l'avons décrite, et elle dura trois jours. Elle n'avait jamais éprouvé d'autre affection à la tête.

Nous avons guéri Antoine Kourado, âgé de trente-un ans; cet homme était Grec, et il avait été attaqué de la teigne amiantacée à la suite d'une de ces scènes affreuses qui se sont renouvelées si souvent, dans ces derniers temps, sur tous les points de sa malheureuse patrie. Il s'est trouvé au milieu des horreurs d'un massacre; il a vu égorger par les Turcs ses proches et ses amis, et il n'a dû qu'à un rare bonheur de ne pas partager leur triste destinée. Il fut en proie à une crise qui dura cinq jours, elle se termina par un suintement, et peu après par l'établissement de la teigne amiantacée. Ses traits respiraient la plus profonde mélancolie qu'entretenaient le souvenir de ce jour épouvantable et le regret de la terre natale.

Nous avons traité une femme sur qui se manifestèrent les mêmes symptômes, après avoir été témoin des graves désordres qui eurent lieu au milieu d'une révolte d'ouvriers à Rouen, dans une manufacture de M. Levavasseur.

Ce serait sans intérêt que nous multiplierions des citations de ce genre; il suffit de dire que nous n'avons jamais vu de malades atteints de cette teigne qui n'en rapportassent l'origine à la commotion causée par une violente impression de l'ame. La tristesse la plus profonde les accablait sans relâche.

Les observations rapportées par M. Alibert, jointes aux nôtres, et les questions que nous n'avons jamais négligé d'adresser aux malades dans le cours de notre longue pratique, assignent pour causes déterminantes à cette affection les secousses violentes de la sensibilité morale. Dans les cas très-rares où elle peut ne pas sembler avoir cette origine, elle n'en est pas moins accompagnée de la tristesse. L'efflorescence qu'elle fait naître n'est point hideuse et repoussante par son aspect et l'odeur qu'elle exhale ; elle semble participer en quelque chose de la nature de la mélancolie qui, pour être moins attrayante que la folâtre gaîté, n'en conserve pas moins une espèce de charme.

Les chagrins ébranlent toute l'économie vitale, et les phénomènes divers d'altération qui les suivent ne doivent pas surprendre. Pour s'aider à comprendre comment cette réaction de l'ame peut s'exercer sur le corps, que chacun consulte ses souvenirs.

Quel est le mortel assez heureux pour n'avoir jamais approché ses lèvres de la coupe amère! Le poison qu'on y boit produit rapidement son effet; le cœur en est d'abord atteint, ses mouvemens perdent leur régularité; il rappelle à lui le sang qui portait partout la santé et la fraîcheur, et le refoule ensuite brusquement sur les viscères dont il trouble ainsi les fonctions; la respiration n'est plus la même, par intervalle elle s'accomplit à l'aide de pénibles efforts. Le cerveau devient de marbre à l'égard des sensations agréables, qui se brisent contre lui, sans opérer leur impression ordinaire; la joie tente vainement de pénétrer dans les lieux d'où elle a été chassée, elle est repoussée de toute part par l'ennui qui est venu prendre sa place. Si le temps vient peu à peu émousser la pointe acérée du chagrin et faciliter le retour de la gaîté en faisant naître l'oubli des maux, souvent il n'apporte aucun remède aux souffrances et aux altérations enfantées par le trouble primitif de l'organisme; des stigmates apparens, correspondans aux cicatrices de l'ame, subsisteront long-temps encore, et attesteront des douleurs qui ne sont plus.

Lorsque ces secousses imprimées à l'ame sont promptes et énergiques, il en résulte sur-le-champ une fermentation générale. Toute la nature de l'homme est bouleversée, il semble que tous les fluides veulent s'échapper à la fois d'un corps dans lequel la douleur morale vient de faire sa terrible invasion. La sueur brûlante ou glacée coule de toute part; le sang circule avec violence, il cherche, pour ainsi dire, à s'échapper, et, trompé dans son attente, il retombe sur le cœur comme un poids formidable; le système nerveux est violemment agité, les muscles sont en proie à des mouvemens convulsifs, les yeux brillent d'un feu inconnu, ou sont noyés dans des larmes extraordinaires; les cheveux se dressent sur la tête, une sensation étrange y appelle instinctivement les mains, elles cherchent à les arracher. Le malheureux qui souffre ainsi se frappe la tête avec violence; la pensée de la briser contre la pierre traverse rapidement son esprit; il lui semble qu'il ouvrirait ainsi une issue pour faire sortir l'espèce de démon qui s'est emparé de lui et qui le dévore.

La frayeur, la colère, la douleur causée par un malheur imprévu, renouvellent sans cesse sous nos yeux des démonstrations de ce genre, avec les différences qui résultent de la diversité de ces causes.

Dans une de ces crises violentes et subites, mille désordres peuvent recevoir l'existence et subsister ensuite après le retour de la tranquillité. Pour ne nous occuper que de ceux qui se rattachent à l'objet de notre ouvrage, nous nous trouvons amené, sinon d'une manière précise, du moins d'une manière générale, à expliquer comment s'opèrent les altérations qui constituent l'exanthème amiantacé et le furfuracé, car eux seuls sont produits aussi immédiatement par des causes morales, sans le secours de la communication et sans être la conséquence forcée d'un certain état habituel des conditions de la vie.

On a pensé qu'il était possible, dans de semblables circonstances, qu'il se développât un principe nouveau, susceptible d'enfanter des phénomènes parfois bien étonnans. C'est ainsi que la morsure est devenue venimeuse, dans un accès de colère, violente chez des animaux où elle ne l'était pas ordinairement. On a pensé qu'il se développait, dans l'homme, un acide qui, se mêlant à la sécrétion ordinaire des bulbes, y causait une désorganisation prompte; on a expliqué ainsi la décoloration subite des cheveux après une commotion morale des plus fortes.

On a vu long-temps à la Comédie-Française un jeune vieillard devenu subitement tel après une émotion violente. Le rôle de Lusignan lui fut dès-lors attribué et fit son triomphe; sa longue et belle chevelure blanche constituait une grande partie de son talent, si l'on en juge par la réflexion épigrammatique dirigée contre lui; on le comparait à Samson, en ajoutant que toute sa force consistait dans ses cheveux.

Il s'est présenté souvent des exemples de ce phénomène à une époque où les hommes étaient jetés d'une manière soudaine et inattendue en présence des plus affreuses calamités.

Le temps n'a point de mesures absolues pour l'homme, un jour peut devenir un siècle pour lui; quelquefois il est forcé de boire tout d'un trait la coupe qu'il n'aurait dû épuiser que dans le cours d'une longue carrière. En même temps que l'infortune ronge le cœur, elle efface les grâces extérieures de la jeunesse; tout vieillit sous son influence, l'ame et le corps; les rides de notre front sont plutôt son ouvrage que celui des années. Qu'elles sont longues les heures de celui qui souffre! Que de pensées déchirantes et qui n'ont pas d'expressions dans le langage de l'homme, se sont acharnées sur lui pendant les momens qui ont à peine suffi au léger sommeil de celui qui peut dormir ! Une nuit seule a pu amonceler sur sa tête les souffrances et les outrages d'une vie entière.

O nox ! quam longa es quæ facis una senem !

C'est ainsi que par un spectacle, dont le souvenir fait encore frissonner d'horreur, on sut faire arriver subitement la vieillesse sur une tête jeune et belle, à peine dépouillée d'une brillante couronne !

On conçoit facilement qu'un degré de moins dans l'intensité de la cause, peut modifier à l'infini les effets qui la suivent. On conçoit pareillement que la disposition actuelle du sujet peut influer sur ces mêmes effets en opposant une résistance à la cause ou en lui présentant un accès plus facile; il est possible qu'au milieu d'une fermentation générale, il soit né un principe nouveau qui, par son introfusion, vicie les fluides qui affluent vers la région du cuir chevelu, de manière à enfanter les phénomènes insolites qui s'y font remarquer et qui varient entre eux. Tantôt la décoloration des cheveux est amenée par ce funeste mélange, tantôt ils en reçoivent une atteinte d'un autre genre, ils sont frappés à mort et tombent bientôt peu à peu. D'autres fois son influence exerce son empire sur la couche première du derme et y détermine une phlogose qui donne naissance à l'exanthème furfuracé; quelquefois encore cette phlogose se fixe à un siége plus profond là où séjourne la matière colorante, ou mieux peut-être encore à l'origine de la matière propre à former le tube membraneux, ou celle qui cause son adhérence et nécessite son alongement.

Sans le secours de la création d'un principe nouveau, ne suffit-il pas, surtout dans les circonstances de la turgescence subite d'une masse de fluides poussés dans les divers vaisseaux qui entrent dans la contexture du cuir chevelu, pour y laisser une désorganisation et des germes de fermentation qui s'établissent ailleurs sans une impulsion aussi violente? Les excrétions habituelles du système dermoïde viennent-elles à être momentanément suspendues, il n'en faut pas davantage pour causer une surabondance d'humeurs, dont l'excès va sur-exciter les organes les plus importans; faut-il s'étonner qu'une irruption plus prompte et plus énergique de ces humeurs ne cause dans la région du cuir chevelu des désordres semblables ?

Le jeu du fluide électrique, dans l'équilibre de l'organisation, est trop conjectural encore pour nous hasarder à émettre des opinions précises sur la manière dont il peut agir dans le cas qui nous occupe. Des expériences, souvent répétées, ne laissent plus de doutes sur l'influence qu'il peut exercer sur le système nerveux; qui sait jusqu'à quel point l'ébranlement subit de ce système peut accélérer l'action de ce fluide et le faire parvenir dans ses dernières ramifications, de manière à lui faire produire des effets sensibles, tels que le dressement des cheveux, qui sont naturellement privés de toute faculté locomotrice ? Ne suffirait-il pas d'un agent aussi puissant pour imprimer au cuir chevelu des traces de son passage ?

Il nous semble qu'on ne peut pas expliquer suffisamment le dressement des cheveux lorsque l'ame est bouleversée par un sentiment d'horreur ou d'effroi, simplement par les contractions de l'occipito-frontal. Le mouvement qu'il peut communiquer au cuir chevelu auquel il adhère, devient sensible, et les cheveux sont mus avec le sol où ils sont implantés, mais ils ne peuvent en recevoir que ce mouvement et non une rigidité qui ne leur est pas ordinaire. L'exemple du porc-épic n'est pas concluant, parce que chez lui le mouvement imprimé à la base de ses piques suffit pour les faire dresser, ce qui ne leur arriverait pas si elles étaient flexibles comme les cheveux; chez les animaux dont le poil est roide de sa nature, il se dresse aussi facilement et de la même manière; mais quant à ce qui concerne les cheveux de l'homme, il nous paraît nécessaire qu'il leur soit, dans ce cas, donné une autre impulsion que celle qui peut résulter de la contraction musculaire.

Au surplus, il est incontestable que les impressions morales agissent primitivement dans les limites du système sensible qui réagit à son tour sur le reste de l'organisation; le derme, et surtout celui de la tête, renferme dans son épaisseur un grand nombre de vaisseaux de toute espèce, et là viennent aboutir des ramifications nerveuses en si grande quantité, que les anciens furent portés à regarder le derme comme étant d'une nature toute nerveuse.

Ne conçoit-on pas que les constrictions spasmodiques de tous ces filamens nerveux peuvent arrêter, dénaturer la circulation des fluides dans les vaisseaux qui abondent à la même région, avec plus ou moins d'intensité, de manière à produire les phénomènes variables que nous avons signalés? On s'explique aussi comment, par une désorganisation qui lui est propre, cette circulation de sucs divers peut produire les mêmes phénomènes et agir à son tour sur les papilles douées d'une si grande irritabilité : il en résulte une impression qui se communique dans tout le système sensible; ce trouble jette l'ame dans une fluctuation vague qui constitue la tristesse et la mélancolie, qui ne naissent évidemment pas dans ce cas d'une cause morale. Comme nous l'avons observé, les maladies qu'enfantent ordinairement ces dispositions de l'ame peuvent à leur tour faire naître ces dernières dans les cas rares où elles ne sont pas créées par elles.

Les liens par lesquels l'ame tient à la matière et qui servent de conducteurs aux deux substances et de points de communication, formeront long-temps encore un nœud inextricable; beaucoup de savans et de penseurs profonds n'ont pas été arrêtés par la difficulté, mais, pour la vaincre, ils ont toujours eu recours au glaive d'Alexandre. « Toute vérité se coupe en deux, » a dit quelque part Montaigne. Cette pensée extraordinaire trouve ici une application bien juste; tous ceux qui ont médité sur la nature de l'homme l'ont coupée en deux. Chacun s'est approprié une moitié, s'est passionné pour elle, et a concentré tous ses regards sur elle seule. Si le matérialisme a ses dangers et ses erreurs, le spiritualisme exagéré n'en est pas exempt. Pourquoi l'homme cherche-t-il à mieux faire que la Divinité? Pourquoi veut-il séparer ce qu'elle a uni?

Il ne faut pas toutefois s'affliger outre mesure d'une lutte qui peut être suivie de quelques avantages; elle est entretenue et le sera long-temps par la difficulté, la science éprouve le besoin de renverser cet obstacle : voyons sans peine qu'elle s'efforce de le soulever de toutes parts. Lorsque le temps aura accru la masse des faits et des observations qui semblent contradictoires, il les abandonnera à un de ces génies rares à qui la Providence semble, à de longs intervalles, se complaire à confier une étincelle de sa vraie lumière. Peut-être alors les deux moitiés de la vérité seront-elles réunies par la science et cessera-t-elle de les présenter isolément à ses adeptes.

L'époque actuelle tend continuellement, et par de pénibles efforts, à se frayer un passage entre les deux écueils, et si elle arrive au port, elle y trouvera le complément qui manque à la physiologie morale et physique de l'homme.

Mais hâtons-nous de mettre un terme à une digression dans laquelle notre sujet nous a entraîné à notre insu, et revenons à l'histoire de la partie de nosographie que nous avons entreprise.

TEIGNE FURFURACÉE.

(*ACHOR FURFURACEUS.*)

Après avoir fait l'histoire des exanthèmes qui sont produits par l'affection spéciale de certains organes existans dans l'épaisseur de la peau, nous allons passer à ceux qui résultent d'une phlegmasie qui établit son siége dans les diverses couches qui la composent. Chacune de ces couches est susceptible de recevoir une surexcitation de vitalité qui donne lieu à l'affluence des sucs qui lui sont propres, et dont la surabondance tend à surgir au-dehors, et pour y parvenir affecte plus ou moins gravement les parties superposées qu'il lui faut traverser. Ici commence une nouvelle série d'altérations cutanées qu'il nous reste à parcourir. On voit en quoi elle diffère de la première, et l'on sent que la ligne de démarcation qui les sépare est tracée par la nature elle-même; elle doit servir à faire disparaître le vague et l'incertitude qui ont présidé aux différentes nomenclatures qui ont été faites dans cette partie de la nosographie.

Nous suivrons une marche bien simple : nous nous attacherons d'abord à l'efflorescence produite par l'affection qui siége dans la couche la plus superficielle du derme, et nous descendrons graduellement jusqu'à la plus profonde.

La teigne amiantacée devrait, jusqu'à un certain point, revenir se placer au second rang de cette nouvelle classification, attendu qu'elle est précédée et accompagnée de la phlogose de la seconde couche, où l'organe définitivement affecté d'une manière spéciale, reçoit peut-être l'impulsion de son développement ; mais cette altération spéciale de la gaîne membraneuse nous fait persister à la laisser dans l'ordre où nous l'avons inscrite, et à renvoyer, pour le surplus, à ce que nous avons exposé de relatif à sa nature, et même aux raisons de douter et aux incertitudes qui nous sont restées.

Les matières qui sont expulsées de l'intérieur et qui s'amassent à la superficie, diffèrent entre elles, et cette différence sert d'indication pour reconnaître leur point de départ respectif. De la découverte du siége de chacune de ces affections qui sort évidente de l'examen de leur produit, jaillit une lumière précieuse qui répand la clarté au milieu des erreurs qui ont enveloppé cette portion des connaissances pathologiques.

La première, dont nous allons nous occuper, et celle que nous venons d'examiner avant elle, sont amenées par des causes semblables, pour l'ordinaire également promptes et subites. Il en résulte un trouble qui modifie les fonctions cutanées sur la tête, et appelle une turgescence des fluides qui ne jouent un rôle que dans une partie de l'économie, presque toute superficielle; mais les deux autres exanthèmes qui doivent les suivre ont une origine plus profonde, et la matière qui les compose dérive du double torrent de la vie. On aperçoit sur-le-champ combien doit être attentif l'examen des divers phénomènes qui nous restent à décrire, et combien il est important de les envisager sous un véritable point de vue. On sent tout le prix des indices qui peuvent révéler quelle est la nature du fluide qui réclame le secours de l'épuration; quels sont ceux qui ne doivent leur appel qu'à une irritation locale, qu'il est facile de diminuer peu à peu par les moyens les plus doux. On peut calculer tous les dangers capables d'accompagner une répercussion obtenue par la lutte imprudente de la sagesse de l'homme contre la sagesse de la nature. C'est sous les auspices de ces graves considérations que nous allons décrire ces derniers exanthèmes dont les uns sont peu nuisibles en eux-mêmes, les autres éminemment salutaires, mais qui sont tous susceptibles d'enfanter les accidens les plus funestes sous l'influence également redoutable de la négligence et de l'erreur.

La teigne furfuracée se reconnaît à la manifestation d'écailles plus ou moins épaisses et larges, humides et adhérentes aux cheveux, ou bien sèches et sans adhérence selon la présence ou la disparition d'un suintement visqueux et fétide dont l'odeur est semblable à celle du lait aigri.

Cette teigne est précédée d'une céphalalgie qui dure d'un à deux jours; elle est suivie immédiatement d'un prurit et de la désorganisation de l'épiderme sur une ou plusieurs places du cuir chevelu; un suintement ichoreux accompagne ce dernier accident; les molécules furfuracées sont alors humides et agglutinées aux cheveux; leur couleur est un peu rousse; mais, en se desséchant, elles deviennent plus blanches; ces espèces d'écailles s'amassent sur la peau et ressemblent à un amas de gros son;

elles peuvent varier de la couleur rousse jusqu'à la plus éclatante blancheur, circonstance qui fit donner à cette teigne le nom de neige, *nix*, par quelques auteurs ; elles s'étendent quelquefois jusque sur le front. Lorsque l'on appuie le doigt sur ces amoncellemens, il occasione un affaissement facile ; lorsqu'on enlève ce produit, on découvre la peau entièrement dénudée de son épiderme ; quelquefois l'irritation fait naître isolément des vésicules ou quelques ulcérations d'où un fluide ichoreux s'écoule, mais elles ne constituent point la maladie elle-même ; une démangeaison assez violente est sans cesse entretenue sur la tête, elle diminue d'intensité avec la maladie.

Le siége de cette teigne est dans la couche albide superficielle de la peau ; c'est elle qui est en proie à la phlogose qui détermine les phénomènes que nous avons signalés ; cetté vérité devient plus évidente, lorsque l'on s'est livré à un examen attentif des parcelles furfuracées et de la manière dont elles sont produites.

L'épiderme n'est autre chose qu'une excrétion de la superficie du derme ; excrétion d'abord fluide et presque aussitôt coagulée, durcie et rendue propre à former un vernis sec qui recouvre toute l'étendue de la peau. C'est là le plus ancien système sur la formation de l'épiderme : il est simple, naturel, et l'on s'est hâté d'y revenir après avoir été plus ou moins séduit par ceux qu'on lui a successivement substitués.

On a cru long-temps que cette membrane si ténue était composée d'écailles ou de lamelles se recouvrant les unes les autres. Plusieurs observations ont fait rejeter cette imbrication comme erronée, et l'on s'est enfin arrêté à considérer l'enveloppe universelle du derme comme une membrane continue et entièrement plane.

L'épiderme se détruit et se renouvelle sans cesse ; la nature a dû le douer de cette facilité de régénération, afin que le derme ne se trouvât privé que le moins possible de son abri indispensable. Ses fragmens se présentant sous l'apparence furfuracée, c'est là probablement ce qui a porté à penser qu'il était formé d'écailles imbriquées ; mais ces parcelles ne proviennent réellement que de son exfoliation. Son adhérence au derme est produite par les diverses ouvertures qui le traversent et dans l'intérieur desquelles il se replie, notamment autour du poil ; la distance qui sépare ces points de rétention n'est pas bien considérable, elle sert de mesure à la dimension des parcelles qui se détachent et qui se trouvent ainsi réduites à la forme d'écailles : on conçoit que lorsque l'épiderme tend à s'élever, il éprouve une résistance là où il est retenu et fixé plus fortement à la peau, il se déchire et ne s'isole que par fragmens.

Toutes les fois qu'une cause agit uniformément et simultanément pour soulever une étendue plus considérable de l'épiderme, comme la turgescence d'un fluide appelé par un vésicant quelconque, l'effort pousse de toute part autour de l'obstacle, le déchirement n'a pas lieu, il ne s'opère que là où l'adhérence n'a pas été enlevée de la même manière, c'est-à-dire à la circonférence où la cause n'a pas exercé son action.

Du reste, il est plus naturel de croire à la formation de l'épiderme en membrane plane qu'en imbrication écailleuse; l'analogie le commande du moins par des exemples qui, journellement sous nos yeux, nous expliquent comment cette coagulation peut facilement s'accomplir.

Le lait, parvenu à un certain degré de chaleur, se recouvre d'une pellicule épidermique par l'impression froide de l'air; la nature albumineuse de l'épiderme et du lait rend la comparaison encore plus juste. La même formation se fait remarquer sur la bouillie et d'autres matières semblables, dans les mêmes circonstances.

Ainsi il ne nous paraît pas douteux que le fluide excrété de la couche superficielle de la peau et qui jouit d'un certain degré de chaleur, ne soit contraint, par le contact du froid atmosphérique, de se concréter de manière à former une pellicule comme dans les exemples que nous venons d'indiquer.

Appliquant ensuite à cette couche superficielle, douée de la faculté excrétoire, la règle générale à tous les organes affectés par une phlogose quelconque, on concevra sur-le-champ que cette couche, recevant une surexcitation de ses propriétés vitales, doit émettre son excrétion ordinaire avec une surabondance plus ou moins considérable, selon la puissance du stimulus. L'épiderme soulevé se déchire aux points que nous avons indiqués, il est remplacé sur-le-champ; le nouveau produit est soulevé à son tour et remplacé de même, ainsi de suite; la sérosité continuellement fournie prévient l'effet du desséchement complet; l'épaisseur des parcelles d'épiderme a un degré de plus; elles n'ont pas le temps de se coaguler simultanément pour reformer une surface plane et étendue, et il résulte de ce travail actif et déréglé un amas de molécules furfuracées.

Lorsque, après une altération quelconque de la surface cutanée, on voit arriver la guérison, l'épiderme ne se reproduit pas d'un seul jet, mais après des tentatives qui se succèdent rapidement : de-là ces exfoliations qu'on voit long-temps avant l'établissement d'un épiderme nouveau parfaitement régulier.

Ainsi nous pensons que le produit de la teigne furfuracée n'est qu'une réunion de débris épidermiques. Lorsqu'ils sont imprégnés du fluide visqueux qui accompagne leur formation, ils sont adhérens aux cheveux, et il s'en élève une odeur caséeuse ; quand ils sont desséchés, ils n'adhèrent plus, la moindre secousse en obtient la chute, et ils sont devenus inodores.

Il est bien difficile de concevoir qu'une humeur desséchée dans les cheveux se cristallise pour ainsi dire sous une forme si singulière, si elle n'est pas celle qui compose l'épiderme, lorsque dans les autres teignes, qui ont quelque rapport avec celle-ci, on voit toujours cette humeur former des croûtes compactes : ces dernières peuvent être amollies par l'eau et décomposées entièrement, tandis que les écailles furfuracées ne sont pas altérées dans l'eau; elles ne sont que lavées, elles deviennent seulement moins épaisses par le délaiement d'une matière blanchâtre dont elles étaient imprégnées et qui donne à l'eau une couleur laiteuse. Une autre observation nous confirme encore dans notre opinion ; on sait que l'épiderme se renouvelle sans cesse et avec une activité plus grande chez quelques individus; les fragmens sont retenus dans les cheveux par la matière sébacée, qui abonde à cette région ; lorsqu'ils cherchent à se nettoyer la tête à l'aide du peigne, ils enlèvent un amas de matière où l'on découvre en abondance les parcelles furfuracées détachées de dessus le cuir chevelu. La ressemblance avec cette crasse a donné lieu à la qualification de porrigineuse qu'on a aussi donnée spécialement à cette teigne.

La différence des molécules ne vient que de la manière dont l'exfoliation a été opérée; il faut avoir égard à l'énergie des causes qui la produisent.

Dans les autres teignes l'irritation du derme exfolie aussi l'épiderme, et la différence des parcelles est si peu grande que l'on a été induit à penser que la teigne dont nous nous occupons pourrait bien n'être qu'un degré moins avancé de la granulée et de la faveuse.

Remarquons enfin que lorsqu'on enlève le produit de la teigne furfuracée, le derme se montre entièrement dénudé d'épiderme; il nous semble que nous avons assez de raison pour nous croire autorisé à conclure que cet exanthème a son siége dans la couche albide superficielle.

Cette affection attaque tous les âges; les impubères y paraissent plus sujets; cependant nous avons traité un trop grand nombre d'adultes qui en étaient atteints pour la regarder simplement chez eux comme une exception extraordinaire; les registres des hôpitaux font foi de ce que nous avançons : elle parcourt la carrière de son existence sans interruption jusqu'à son dernier terme, quelquefois seulement elle semble se ralentir; le suintement diminue, s'arrête; les parcelles se dessèchent, tombent en partie; la guérison est sur le point de s'accomplir, lorsque soudain le suintement ichoreux reparaît et altère de nouveau l'épiderme qui commençait à se rétablir, et reproduit ce que nous avons déjà décrit.

Ces espèces d'oscillations ne vont pas jusqu'à la disparition entière de l'exanthème pour le laisser surgir ensuite sous l'influence du renouvellement des saisons à des époques périodiques.

Je viens de voir une demoiselle à Lyon, qui, depuis quelques mois, suivait le traitement que nous lui avions prescrit pour la délivrer d'une teigne furfuracée. Peu de jours avant mon arrivée à Lyon, elle était presque entièrement guérie, mais pendant un orage qui a éclaté sur cette ville, elle s'est trouvée dehors; la foudre est tombée sur un théâtre; l'effroi causé par la détonation qui se fit entendre alors a ranimé sa maladie presque éteinte, et, deux jours après, sa tête était couverte du produit furfuracé en plus grande abondance que jamais.

La durée de cet exanthème n'est pas fixée d'une manière irrévocable, elle varie selon les individus qu'elle afflige; j'en ai vu un assez grand nombre la conserver depuis leur enfance jusqu'à la puberté. La vie semble se renouveler alors, quand elle ne succombe pas dans une lutte pénible, et son triomphe sur la ténacité de cette teigne est presque assuré; néanmoins je l'ai vu quelquefois s'opiniâtrer et survivre à cette époque critique.

La répercussion de cette teigne peut donner lieu à des désordres, sans amener sa destruction définitive; on la voit reparaître après ces imprudentes tentatives avec une énergie nouvelle; l'appareil auditif, les yeux, les membranes nasales et les dents sont les parties sur lesquelles la réaction s'opère le plus ordinairement et avec le plus de force; des douleurs de tête, sourdes et internes, une espèce de stupeur et d'hébêtement, annoncent que ce n'est point ces organes seuls qui peuvent être affectés dans cette circonstance.

Une importante remarque à faire, c'est que cette répercussion n'étend pas son influence sur les viscères, tels que les poumons, le foie, la masse intestinale, etc. Il est rare de voir les malades, après les applications empiriques qui ont fait rentrer cette teigne, atteints immédiatement par des affections autres que celles qui sont susceptibles de se développer aux siéges supérieurs que nous avons indiqués. La propreté, les moyens les plus simples, pour diminuer l'irritation du cuir chevelu et les diverses précautions que peut exiger l'état du malade, suffisent pour conduire à la terminaison de cette affection. Pourquoi donc avoir recours à des applications énergiques et à des médications internes qui ne sont réclamées par aucune indication raisonnable.

Nous avons traité, à Rouen, un jeune homme de vingt ans, sur la tête duquel on avait cherché à faire disparaître cet exanthème à l'aide d'une pommade préparée avec le deutoxide de mercure ; les dents se détachaient de leurs alvéoles ; la cessation de l'emploi de cette funeste préparation amena promptement l'affermissement des gencives. Cette affection secondaire disparut, et la première se manifesta de nouveau avec un degré de plus d'intensité, et nous avons pu procéder à un traitement plus rationnel.

Ces accidens se sont répétés, mais plus gravement encore, sur une fille de dix-sept ans qu'un charlatan avait soumise depuis trois semaines à se laver la tête matin et soir avec de l'eau de puits nouvellement tirée. Lorsque cette jeune fille se présenta à nous, aussi à Rouen, elle avait les dents branlantes ; deux incisives et deux petites molaires étaient tombées de la mâchoire supérieure ; la mâchoire inférieure n'était pas aussi fortement atteinte, et dans l'exemple précédent elle ne l'était nullement encore. La teigne était presque entièrement disparue, il en restait néanmoins encore des vestiges aux environs des oreilles; pendant quatre ou cinq jours nous lui prescrivîmes des applications émollientes et chaudes sur la tête, ensuite l'usage d'un bonnet de laine pour coiffure; au bout d'un mois la teigne répercutée reparut avec force à l'extérieur; la bouche se rétablit, à part toutefois les pertes irréparables qu'un traitement bizarre y avait causées, et trois mois suffirent à la guérison complète.

Lorsque la teigne furfuracée acquiert un certain degré d'intensité, la phlogose attaque la couche immédiatement inférieure à son siége propre, c'est-à-dire les gemmules; car on voit quelquefois apparaître le développement de la teigne amiantacée qui fait disparaître entièrement la première pour régner seule. La teigne faveuse vient aussi quelquefois s'établir, comme nous avons déjà eu occasion de le remarquer, au milieu des amoncellemens furfuracés.

Néanmoins la teigne amiantacée est très-rare chez les sujets que nous avons reconnus prédisposés à la teigne faveuse par la misère. La Providence, qui tient équitablement la balance des biens et des maux, ne laisse à ceux-ci que des besoins qui s'élèvent à peine au-dessus du pain de la journée; elle leur accorde encore l'insouciance, tandis que ceux qu'elle éloigne des privations matérielles ne sont pas plus rapprochés du bonheur : la richesse a aussi ses maladies propres, et les peines mentales sont tenues en réserve pour elle; les uns et les autres ne sauraient se soustraire à l'arrêt commun qui les a frappés, ils souffrent tous.

Ce que nous aurions encore à dire sur la manière dont l'apparition de la teigne furfuracée est déterminée, se trouve déjà expliqué par ce que nous avons exposé en traitant de la cause de la teigne amiantacée.

La première est ordinairement produite par une impression morale très-violente, mais aussi très-passagère, qui bouleverse subitement toute l'organisation, mais lui rend aussitôt le calme en disparaissant avec la cause. La dernière au contraire ne se manifeste qu'après des événemens qui ne troublent pas notre sensibilité par une secousse éphémère, mais qui continuent et renouvellent, par leur souvenir et leurs suites, les premières impressions qu'ils ont causées en leur ôtant seulement cette violence qui est le fruit de la nouveauté et de l'imprévoyance.

Mille circonstances peuvent modifier les effets de deux causes analogues, mais un peu différentes, de manière à les rendre semblables. Ainsi ces deux exanthèmes peuvent résulter d'une impression morale de même nature. Tous deux ils ont pour escorte une tristesse et une mélancolie qui ne les abandonnent jamais. Tous deux ils sont susceptibles d'apparaître après les mêmes peines de l'ame, dont les causes sont si fréquentes pour ceux qui ont fait quelques pas dans la vie. A l'âge heureux qui échappe aux souffrances du cœur, la frayeur produit les mêmes effets; l'inexpérience et la faiblesse livrent facilement à ses impressions de jeunes courages.

Les symptômes de cette affection devraient se manifester moins fréquemment chez les impubères que chez les adultes; mais quoique les causes en soient plus multipliées parmi les derniers, les effets sont paralysés souvent par la force de la constitution et la tonicité des tégumens; sur eux aussi les grands chagrins réagissent de mille autres manières qui souvent n'en sont que plus funestes. La frayeur trouve aussi moins de prise sur ceux qui sont familiarisés avec les objets qui épouvantent l'enfance. Les terreurs nocturnes et imaginaires se sont évanouies devant la raison. Cependant il n'est pas rare de voir des accidens imprévus produire une frayeur qui est suivie des mêmes effets sur des personnes âgées que sur des enfans ; car nous venons d'observer à Lyon, la nommée Thibaudier, femme Arnoul, cultivateur à Margnoul, hameau d'une commune voisine. Elle n'avait jamais eu d'efflorescence à la tête. En allant à la noce d'un de ses parens, elle roula dans un précipice assez profond sans se faire de mal; mais la frayeur lui causa une telle révolution qu'elle se trouva dans un état qui fit d'abord désespérer de sa vie. Cette crise violente se calma entièrement après vingt-quatre heures, et fut suivie de l'apparition de l'exanthème furfuracé qui couvrit toute la tête et s'étendit jusque sur les paupières. Cette femme est âgée de cinquante-cinq ans. Nous avons soigné il y a quelques années une femme, à Paris, qui fut attaquée de la même affection à la suite d'un accident de même nature; elle était tombée dans la Seine en passant sur la planche qui conduisait à un bateau à laver.

Il faut tenir compte aussi du passage à la puberté qui amène presque toujours un terme à cette efflorescence, pour se rendre raison de son apparition plus rare après cette époque. Il se présente aussi des cas où l'on ne peut attribuer cette efflorescence à l'effet d'une impression morale, mais elle est encore accompagnée de la mélancolie.

Lorsque l'on néglige d'apporter les soins de propreté nécessaires et de recourir aux moyens qui peuvent contribuer à diminuer l'irritation de la peau, cette dernière voit augmenter ses altérations. Tantôt la teigne amiantacée s'y établit et remplace la première; c'est là le moindre inconvénient; mais souvent aussi la teigne faveuse vient se montrer et y fixer son redoutable empire. Quelquefois une inflammation générale s'empare du cuir chevelu, il devient douloureux, il est épais et compacte; une turgescence générale des humeurs s'y manifeste; souvent alors la dartre squammeuse vient se mêler aux parcelles furfuracées; l'affluence humorale, ou plutôt l'irritation locale, réagit sur les glandes lymphatiques, les tuméfie, et fait naître des symptômes scrofuleux. Des ulcérations, des suppurations sont encore le résultat d'une altération légère que la négligence a ainsi laissé dégénérer.

Les symptômes furfuracés peuvent se manifester ailleurs que sur le cuir chevelu; nous les avons rencontrés assez souvent bien caractérisés à l'orifice des membranes nasales, autour de la bouche et aux oreilles.

Nous avons aussi plusieurs fois observé cet exanthème fixé avec opiniâtreté dans la villosité des aisselles et dans celle qui recouvre la région pubienne. M. le docteur Richard de Nancy nous a montré une femme âgée qui en était atteinte de cette manière à l'hospice de la Charité de Lyon.

Lorsque l'on a l'habitude d'examiner les efflorescences cutanées, il n'est pas possible de méconnaître la teigne furfuracée, à telle région qu'elle apparaisse, et de la confondre avec le simple πιτυριασις, l'*herpes volatilicus*, encore moins avec la dartre squammeuse humide, *herpes squamosus madidans* de M. Alibert.

Nous avons vu aussi assez souvent des parens qui avaient été atteints de cette maladie, et dont le bord des paupières était encore habituellement rouge et humide, avoir des enfans sur lesquels elle se déclarait de bonne heure sans causes apparentes. Enfin nous avons observé deux femmes enceintes assaillies de chagrins imprévus, être immédiatement atteintes de cette affection furfuracée, et donner le jour à des enfans sur qui elle se développait aux portes de la vie. Comment l'homme échapperait-il à sa destinée de souffrance? Il n'a pas encore vu la lumière, et déjà il a pu recevoir l'empreinte du malheur!

TEIGNE MUQUEUSE.

(*ACHOR MUCIFLUUS.*)

La teigne muqueuse se reconnaît à la manifestation d'une matière muqueuse qui agglutine les cheveux en masse et par couches, ou qui par son dessèchement forme des croûtes surtout aux places qui sont privées de cheveux; car elle n'apparaît pas seulement au cuir chevelu, mais encore vers les tempes, les oreilles, au front, et quelquefois même à d'autres régions moins élevées. La couleur de cet exanthème varie d'un jaune pâle à un jaune verdâtre.

Hâtons-nous d'abord de fixer la nature et le siége de cette affection; tous les symptômes qui l'accompagnent s'expliqueront ensuite d'eux-mêmes.

Le produit de cette teigne n'est autre chose que le résultat de l'épuration plus ou moins abondante de la lymphe, autrement dit de l'excrétion énergique des vaisseaux lymphatiques qui entrent en si grand nombre dans la contexture du corps muqueux réticulaire. C'est donc à la couche dermoïde qui en est principalement composée, c'est-à-dire à la couche albide profonde, superposée aux bourgeons sanguins, que doit être placé le siége primitif de la maladie, soit qu'elle détermine la turgescence locale du fluide lymphatique, soit qu'elle soit déterminée elle-même, comme cela arrive le plus ordinairement, par l'affluence directe et active de ce même fluide.

On voit rarement cet exanthème se manifester sur les enfans qui ont dépassé leur troisième année. L'on sait qu'avant cet âge la prédominance du système lymphatique n'est pas douteuse, et on doit lui attribuer une grande partie des phénomènes morbides qui ont lieu à cette époque, surtout lorsqu'ils sont entourés, comme dans ce cas, d'une indication aussi évidente que l'émission abondante d'une matière purement muqueuse.

Cette vérité est confirmée encore par l'observation; les enfans nés de parens blonds, sujets à des maladies du système lymphatique ou à des altérations cutanées, qui tirent leur origine d'un vice de ce même système, sont plus ordinairement la proie de cette teigne que tous les autres.

M. le docteur Richard de Nancy, chirurgien

en chef de l'hospice de la Charité de Lyon, a eu la bonté de nous communiquer deux faits qui ne laissent aucun doute sur l'influence directe de quelque vice de la lymphe sur la naissance de l'exanthème muqueux. Un enfant, appartenant à des parens très-sains, lui fut présenté couvert, non-seulement sur la tête, mais encore sur plusieurs autres parties du corps, de l'efflorescence qui caractérise cette teigne. Il examina la nourrice qui lui parut d'une constitution lymphatique, et il conseilla de la changer. Dès que l'enfant eut été confié à une nourrice d'un tempérament plus généreux, il fut délivré de tous les symptômes qu'entretenait une lactation qui restait imprégnée d'un vice constitutionnel.

Un second enfant, né également de parens parfaitement sains, fut atteint de l'exanthème muqueux qui couvrit sa tête et plusieurs autres places considérables sur le reste de son corps. La même sagacité présida à l'examen de M. Richard, et, au lieu de chercher à combattre l'efflorescence par des topiques et des médications internes, il la fit disparaître en prescrivant le changement de la nourrice qui évidemment vivait sous l'influence de quelque viciation lymphatique, car elle présentait de légères cicatrices sous-maxillaires, qui attestaient une ancienne suppuration qui n'avait pas eu d'autre cause.

Cette nourrice chercha à se pourvoir ailleurs. Un médecin, qui savait que M. Richard soignait son premier nourrisson, vint s'informer auprès de lui des motifs pour lesquels il avait conseillé de la changer; mais il ne partagea pas son opinion ni ses craintes. Cette femme en conséquence allaita un nouvel enfant, qui en peu de jours fut couvert de l'efflorescence muqueuse comme le premier; de sorte qu'il fallut recourir au moyen simple et sûr qui devait l'en délivrer.

Il est évident que la teigne muqueuse n'a pas d'autre source que le besoin d'épuration de la lymphe. Nous ne pensons pas qu'il soit nécessaire d'insister sur ce point, car il ne saurait être le texte d'aucune controverse sérieuse.

Une fois que l'on a admis que la lymphe se dépouille d'un superflu nuisible ou de quelques principes qui vicient sa substance, à l'aide de l'excrétion des vaisseaux qui sont entrelacés en si grand nombre dans l'épaisseur de la peau, on conçoit que c'est à la tête que doit s'opérer naturellement de préférence cette émission salutaire, par suite de l'affluence habituelle des sucs de toutes espèces que réclame l'importance des créations qui sont encore imparfaites à cette région ; et l'on n'éprouve ensuite aucune difficulté pour s'expliquer des symptômes et des accidens qui sont la conséquence forcée de cette turgescence et de cette épuration lymphatique.

Le fluide ichoreux, excrété par les vaisseaux lymphatiques, s'amasse à la couche qui recouvre les bourgeons sanguins. Il tend avec effort à s'élever et à trouver une issue pour sortir à l'extérieur et abandonner une région d'où l'expulse une force conservatrice. Les parties superposées sont soulevées, et leur état normal se trouve troublé sous plus d'un rapport. Des douleurs sourdes et des démangeaisons intolérables portent les enfans, par une impulsion instinctive, à se gratter avec violence, et lorsque leurs mains sont retenues et ne peuvent se livrer à une opération pleine de délices, on les voit agiter leur tête contre leurs épaules, et faire connaître combien la nature leur indique quel soulagement leur serait accordé par l'émission du fluide trop fortement retenu dans l'épaisseur de la peau. Tous les autres vaisseaux sont nécessairement froissés, la circulation est entravée; de là, engorgement, tuméfaction, érythème inflammatoire, correspondant aux siéges primitifs de l'affection.

Parfois le cuir chevelu, soulevé par le fluide qui cherche à le traverser, se tuméfie sur plusieurs points, de manière à présenter des inégalités nombreuses. Souvent on voit les oreilles acquérir ainsi le double de leur volume ordinaire.

On a vu une étendue considérable du cuir chevelu gonflée de cette manière au point de nécessiter le secours d'un instrument pour ouvrir un passage à la matière ichoreuse qui ne pouvait parvenir elle-même à se frayer une issue.

Mais, pour l'ordinaire, le fluide trouve à s'infiltrer à travers l'épaisseur de la peau. Il est néanmoins encore forcé en dernier lieu de soulever l'épiderme au-dessus de chaque petite source qu'il s'est créée. Le soulèvement de l'épiderme produit alors l'apparition d'autant de vésicules ou de pustules. Ces dernières sont bientôt contraintes de se rompre, et tout obstacle se trouvant dès-lors enlevé, la matière ichoreuse s'écoule désormais sans difficulté; elles sont remplacées par de légères ulcérations d'où suinte ensuite cette matière qui, par sa nature muqueuse filante et sa couleur, ressemble assez à du miel corrompu. Les cheveux s'imprègnent de ce bitume et s'agglutinent d'abord ; mais l'écoulement ne s'arrêtant pas, il en résulte des couches superposées provenant des diverses époques de dessèchement ; elles n'en sont pas moins collées intimement ensemble. Lorsque le suintement est moins abondant et que le dessèchement peut s'opérer plus promptement sous l'influence atmosphérique, il s'établit des croûtes qui ont une ressemblance assez exacte avec la cire naturelle, et souvent même sont un peu plus verdâtres.

Les diverses couches de la peau sont attaquées par l'affection de celle qui leur est inférieure et par le passage violent de la matière qui les traverse. Alors les divers fluides qui sont propres à chacune d'elles, tels que la matière colorante, celle qui forme l'épiderme, viennent se mêler et se confondre avec celui qui est produit par l'épuration de la lymphe, pour composer un tout dont la couleur peut éprouver quelque variation et dont l'odeur fade et nauséabonde est l'effet inévitable de l'amalgame de plusieurs fluides prompts, par leur nature et leur mixtion hétérogène, à être soumis à une fermentation acide qui affecte l'odorat de la même manière que le lait aigri.

Quoique ce soit la rupture des pustules dont nous venons de parler, qui livre communément passage à la matière de l'exanthème muqueux, nous ne pensons pas qu'on doive le classer dans le genre psydracié ; car le soulèvement de l'épiderme qui a lieu dans ce cas, ne constitue pas des pustules à proprement parler.

Le nom de pustules ne doit convenir qu'à des points inflammatoires qui s'élèvent et forment de petites tumeurs qui se remplissent d'un fluide purulent, se rompent, se dessèchent et se guérissent ; elles constituent alors des lésions élémentaires : mais il n'arrive rien de semblable dans la teigne muqueuse ; la lésion n'est pas dans les pustules qui apparaissent, mais bien au-dessous ; l'épiderme n'est soulevé qu'accidentellement par le fluide qui tend à jaillir au-dehors, et il s'écoule tout aussi bien lorsqu'on lui ouvre une issue artificielle. Lorsqu'une tumeur s'est percée, la matière qui occasionait les tumeurs voisines se détourne d'elle-même et vient sortir par l'ouverture déjà pratiquée. C'est ainsi que l'eau est docile à prendre une direction nouvelle et à venir se rendre par filets nombreux au lieu que la main de l'homme creuse et dispose pour s'assurer une source abondante.

Les pustules sont, pour ainsi dire, des organes instantanément produits, qui sécrétent une matière dont leur intérieur se remplit et qui se supprime dès que l'appareil qui l'appelait et la formait se trouve lui-même rompu et détruit. Dans le cas qui nous occupe, la matière n'est point appelée par une tumeur inflammatoire; et son écoulement devient facile et se continue après la rupture de l'épiderme qu'elle soulevait. La place recouverte par la vésicule épidermique présente ensuite une érosion humide qui répond à la lésion qui constitue l'ulcère, ulcère toutefois de nature bénigne. Ainsi la lésion élémentaire dans la teigne muqueuse doit être placée non dans le genre des pustules, mais bien dans celui des *achores*.

Les issues qui sont ouvertes, soit par la violence du malade qui se gratte, soit par un instrument auquel la distension du cuir chevelu force quelquefois à recourir, soit enfin par la rupture naturelle des vésicules dont nous venons de parler, laissent écouler la matière ichoreuse qui forme le produit de cette teigne. Cette humeur visqueuse, jaunâtre lorsqu'elle est assez épaisse, ce qui a lieu pour l'ordinaire, compose des croûtes de même couleur, d'une consistance assez molle. La première couche, mince d'abord, augmente en épaisseur par l'addition continuelle de la même matière qui ne cesse d'être fournie par le suintement des *achores*. Sur la même tête, on trouve des croûtes arrondies fort épaisses, d'autres qui sont minces et lamelleuses. Les cheveux sont impliqués dans cette agglomération des produits successifs de cette affection sous les deux dernières formes. Quelquefois cette humeur est très-abondante et très-fluide, de telle sorte qu'elle ne s'arrête pas à la surface; on la voit couler sur le derme qui n'est recouvert par rien alors; elle sort par les diverses issues qu'on lui a données ou qu'elle s'est frayées elle-même. Mais cette espèce de limpidité de ce liquide n'est pas de longue durée, il ne tarde pas à s'épaissir, à devenir filant et entièrement muqueux et susceptible de composer les croûtes qui caractérisent cet exanthème.

Assez souvent l'éruption a lieu sur la face, notamment sur le front, les joues et le menton; lorsque les croûtes s'y sont formées, la physionomie n'est plus la même, elle est changée comme elle le serait par un masque, de là le nom de *larvalis* qui lui a été donné par quelques auteurs.

On voit aussi cet exanthème se manifester sur d'autres parties du corps; mais la direction naturelle des sucs divers à la région supérieure, dans les premières années de la vie, doit le rendre plus habituel à la tête; là il est une règle générale, ailleurs il est une exception assez rare et qui n'est due qu'à des circonstances particulières.

Plusieurs observations se réunissent encore pour augmenter le nombre des caractères de cette affection et en même temps celui des preuves qui ne permettent aucun doute sur l'origine de la matière qui en compose l'efflorescence.

Il est très-rare de la voir attaquer les enfans qui sont bruns dès leurs premières années et qui annoncent ainsi être d'un tempérament où le système lymphatique n'a pas la prédominance; chez eux, elle est du reste toujours peu considérable, et sa durée n'est pas longue.

Quoique pour l'ordinaire elle abandonne les enfans qui atteignent leur troisième et quatrième année, on la voit s'opiniâtrer encore pendant plusieurs autres années sur les sujets éminemment lymphatiques, et sur eux elle est aussi toujours accompagnée des symptômes les plus graves.

Le moindre dérangement dans la régularité du cours habituel de la lymphe, causé par une affection interne qui vient à se déclarer, exerce son influence sur l'épanchement extérieur de la matière muqueuse; il diminue d'abondance, se supprime entièrement avec plus ou moins de rapidité, d'après la force avec laquelle agit le stimulus, qui rappelle à une autre région l'affluence humorale.

Lorsque quelques causes, même extérieures, comme l'impression du froid, arrêtent le suintement ichoreux, et amènent le dessèchement des croûtes avant que l'épuration réclamée par la lymphe soit terminée, les enfans, ainsi que M. Alibert l'a remarqué, deviennent mornes et taciturnes; ils sont en proie à une anxiété vague qui les tourmente; ils sont maladifs : mais si l'écoulement vient à recommencer, ils reprennent leur gaieté ordinaire, et toutes leurs fonctions s'accomplissent avec régularité.

On aperçoit d'un coup-d'œil les conséquences que l'on doit tirer de la facilité avec laquelle se déplace cette excrétion naturelle; les indices qui résultent des variations qu'elle peut présenter dans sa marche; les dangers d'une répercussion imprudente et les méprises nombreuses et funestes qui ont dû être enfantées par l'erreur qui tendait à faire considérer les teignes comme des variétés de la même affection, toutes susceptibles d'être traitées par des procédés généraux.

La teigne muqueuse commence à paraître au printemps et se termine dans l'été; elle reparaît dans l'automne et se supprime pendant l'hiver; telle est la périodicité à laquelle elle est soumise, lorsqu'elle est ordinaire et bénigne; mais assez souvent elle prend un caractère plus grave, elle devient chronique et continue son règne sans interruption pendant plusieurs années.

Cette affection est l'expression du besoin d'épuration ou de diminution dans le système lymphatique; l'exanthème est donc, dans ce cas, moins une maladie qu'un moyen de curation par lequel la nature expulse un vice ou un superflu qui troublerait l'économie de ses lois. Les lésions qu'il laisse après lui sont peu graves, et il n'en reste aucune cicatrice après la guérison. Les cheveux ne sont nullement altérés dans leur couleur; leurs tiges et leurs racines surtout sont en sûreté; si, dans le cas d'une irritation dermoïde trop violente, on les voit quelquefois tomber, ils repoussent ensuite dans toute leur intégrité; l'on ne peut trouver dans cette chute, assez rare du reste, une preuve de similitude entre cette affection et la teigne faveuse.

La propreté et la nature conduisent pour l'ordinaire cette teigne au dernier période de son existence; mais la malpropreté et surtout des médications, lorsque heureusement encore elles n'ont pas été la cause d'une répercussion funeste, peuvent doubler l'intensité de la phlegmasie cutanée, la rendre telle qu'elle appelle avec force la matière qui d'abord n'affluait que d'elle-même et changer ainsi une excrétion passive qui d'elle-même aurait peu à peu diminué d'abondance et se serait supprimée en un écoulement actif qui réclame les secours de l'art. Ce qui arrive alors au cuir chevelu est comparable à ce que produisent sur la peau des vésicatoires dont on prolonge l'action par une excitation journellement entretenue à l'aide de préparations épispastiques. Les accidens de la teigne muqueuse peuvent aussi se compliquer et acquérir une intensité redoutable. La sécrétion muqueuse n'est plus l'expression d'un besoin naturel, mais le résultat d'une véritable lésion locale, qui n'a pas de terme dans l'accroissement de son énergie ; les enfans qui deviennent la proie de cette affection dégénérée, éprouvent une perte journalière de substance qui les jettent dans un état de consomption qui, à son tour, amène promptement la prostration totale des forces et enfin la mort.

Cette affection si bénigne, qui se guérit d'elle-même, mérite néanmoins d'être soigneusement observée. Puissent ceux qui s'opiniâtrent à traiter les teignes sans les connaître, par des procédés uniformes, être assez éclairés par ce que nous venons de dire pour être portés à abandonner cette dernière à elle-même, à la conduire à son terme en la caressant pour ainsi dire uniquement par des soins de propreté et d'adoucissement, qui suffisent pour prévenir la rage qui peut subitement l'animer, et à ne pas la confondre dans l'application de remèdes et de topiques énergiques qu'elle ne réclame pas et dont l'ignorance augmente encore la force en raison de leur inefficacité contre la teigne faveuse !

Autant la teigne muqueuse est peu redoutable, autant elle est utile, autant elle devient funeste par suite des erreurs dont elle est l'occasion. Elle exige, ainsi que la teigne granulée dont nous allons nous occuper, une surveillance de la part du médecin, plus assidue que toutes les autres, pour prévenir l'imprudence ou réparer à temps les désordres qu'elle a fait naître. Les gens de l'art au surplus n'ont besoin que de connaître la différence qui existe entre cette affection ou celles précédemment décrites, et surtout la faveuse, pour sentir la vérité de ce que nous avançons et pour apercevoir les moyens multipliés qui sont à leur disposition pour combattre les dangers non de l'exanthème muqueux, mais de l'état du système lymphatique qui le détermine et sur lequel peuvent réagir d'une manière terrible des répercussions amenées, soit par l'imprudence et l'erreur, soit par des circonstances purement fortuites, et surtout par un réappel commandé par le développement d'une affection interne.

Lorsque l'irritation locale qui nécessitait l'affluence de la substance muqueuse est détruite, lorsque les causes intérieures qui en déterminaient l'émission se sont évanouies, par l'effet de la croissance et du mouvement par lequel la lymphe commence à céder sa prédominance au système sanguin; le fluide se supprime peu à peu, les croûtes deviennent plus lentes à se former, elles sont de plus en plus moins épaisses; la place qu'elles recouvrent voit diminuer l'érythème qui la colorait, l'épiderme ne tarde pas à reparaître, il produit pendant quelque temps des exfoliations qui sont les tentatives de sa régénération à laquelle se livre avec effort la couche qui est destinée à le produire. L'état habituel et normal revient enfin faire disparaître toute différence entre les points sur lesquels avait reposé l'exanthème et ceux sur lesquels aucune influence morbide n'avait exercé son empire.

TEIGNE GRANULÉE.

(*ACHOR GRANULATUS.*)

La teigne granulée se reconnaît à la manifestation de croûtes, tantôt grises, tantôt brunâtres, dont une partie forme de petits boutons qui, par leur adhérence à la peau, lui donne une rugosité sensible au toucher, et l'autre partie de petits grains de grosseur inégale sans configuration régulière, lesquels tiennent à la tige des cheveux qui en sont hérissés.

Cette teigne ne doit pas être éloignée de la précédente; elles méritent d'être soumises ensemble à un examen attentif qui fait ressortir d'une manière claire et évidente les points de différence qui les séparent et les analogies importantes qui les rapprochent pour les placer sous des considérations du même ordre.

La source d'où découle la nouvelle substance qui compose le produit granulé est immédiatement au-dessous de la couche d'où s'élevait la matière muqueuse dont nous venons de nous occuper. Ce sont les bourgeons sanguins qui sont affectés de la même manière que l'était la couche albide profonde, et dont l'excrétion n'est autre chose que le résultat de l'épuration du système sanguin au lieu de celle du système lymphatique; de la différence de ces deux origines dépend celle qui existe dans la forme et la couleur de ces deux exanthèmes.

Le fluide qui s'écoule à l'extérieur du cuir chevelu dans cette teigne, n'est point filant et muqueux; la présence d'une quantité assez abondante de quelques-unes des parties qui entrent dans la composition du sang, lui donne une grande facilité à se concréter, lorsqu'il est exposé au contact de l'air. C'est ce qui fait qu'au lieu de s'épaissir simplement et de devenir compacte et poisseux comme dans la teigne muqueuse, dont la matière est gluante et ne peut par conséquent se diviser d'elle-même, il se divise en se resserrant, se durcit et forme des grains isolés les uns des autres. On conçoit encore qu'au moment même où le suintement s'opère par les diverses issues que le fluide s'est procurées ou qu'on lui a données, la concrétion commence et s'achève assez promptement; dès-lors impossibilité à ce qu'il se forme des couches compactes. Il s'établit donc de petites concrétions sur chaque foyer de suintement; ces concrétions ont la configuration de boutons irréguliers dans leur forme et leur volume. Comme ces foyers sont rapprochés les uns des autres, il en résulte une surface qui présente de nombreuses aspérités au toucher. Ces boutons sont souvent entourés d'écailles furfuracées qui ne sont autre chose que le produit de l'exfoliation de l'épiderme, nécessité par l'irritation de la peau; mais le suintement ne se ralentit pas, il humecte la base de ces boutons; ils sont soulevés par la matière qui afflue sous eux; ils s'isolent de la peau, et comme ils ont au moins chacun un cheveu dans leur centre, ils sont entraînés par sa croissance; ils se dessèchent de plus en plus, se durcissent et deviennent d'une nature presque pierreuse. Ces grains ainsi enlevés par l'alongement des cheveux, les conditions qui ont donné lieu à leur formation, ne cessent de se reproduire, et chaque cheveu se charge ainsi de plusieurs grains, à diverses distances de la longueur qu'il a acquise pendant que l'écoulement ichoreux ne s'est pas interrompu. La couleur de ces grains est due aussi à la partie sanguine qui entre dans leur substance, et sa plus ou moins grande abondance les fait varier du gris à une teinte très-brunâtre. Il est facile de ne pas confondre ces petites granulations avec les couches compactes et lamelleuses de la teigne muqueuse et avec les tubercules faveux, ni même avec les débris de ces derniers, lorsqu'ils restent attachés aux cheveux, car ils ne cessent de ressembler à des fragmens de soufre concassés; tandis que le produit granulé est gris et brunâtre. On l'a avec raison comparé aux fragmens inégaux de mortier grossièrement brisés et à du plâtre tombé des murs et sali par l'humidité et la poussière; ces grains ressemblent encore assez aux fragmens les moins gros et les moins blancs qui se trouvent dans la gomme arabique grossière.

C'est ordinairement à la partie postérieure et supérieure de la tête que la teigne granulée fait son éruption; la turgescence qui la détermine agit pour arriver à l'extérieur du derme de la même manière que dans la teigne muqueuse; ce serait donc nous répéter inutilement que de décrire de nouveau les symptômes d'un développement de même nature que le premier et qui ne peut s'accomplir qu'au milieu de circonstances absolument identiques. Il suffit d'insister à indiquer les bourgeons sanguins comme le siége d'où s'échappe le fluide qui, par sa nature sanguine, doit présenter, dans son dessèchement, des différences de formes et de couleurs avec celui qui s'élève de la couche supérieure qui est composée de vaisseaux lymphatiques. Il arrive quelquefois encore que l'éruption a lieu à la face, aux joues principalement; l'absence des poils s'oppose à la formation des grains, il ne s'établit que des croûtes rugueuses qui tombent et se renouvellent; c'est là ce que souvent on a appelé dartre crustacée.

L'odeur qu'exhale la teigne granulée a une grande analogie avec celle de la teigne muqueuse, mais il s'y mêle quelque chose de plus qui ressemble à celle du beurre et de la graisse rancies. Elle est encore accompagnée d'une innombrable quantité de poux qui pullulent d'une manière effrayante sur les têtes qu'elle affecte. Ces animalcules lui forment un de ses caractères particuliers. Ce que l'on en a dit jusqu'à présent à l'égard des autres teignes est exagéré, et on leur a attribué ce qui ne devait l'être qu'à la négligence et à la malpropreté; pour s'en convaincre, il suffit d'observer une tête sur laquelle la teigne faveuse vient à remplacer la granulée, et l'on verra soudain se dissiper la fourmilière pédiculaire.

Il nous semble avoir suffisamment décrit et expliqué les divers accidens qui frappent les sens dans l'observation de la teigne granulée, et qui sont des conséquences pour la plupart évidentes de la nature du fluide qui en compose la matière, et de la source d'où commence son point de départ pour surgir au dehors. Il nous reste encore à la considérer sous d'autres rapports importans à saisir.

Nous n'avons pas voulu prétendre, en disant que le produit de cette affection était le résultat de l'épuration du sang, qu'il était entièrement composé des élémens de ce fluide. Il ne faut pas oublier que nous avons dit que la turgescence et l'effort de la matière ichoreuse, pour atteindre à la superficie du cuir chevelu, devaient amener les mêmes circonstances que dans la teigne muqueuse. Ainsi les désordres causés par cette dernière dans les couches élevées au-dessus de son siége primitif, doivent se reproduire dans ce nouveau cas, et de plus ce siége de la teigne muqueuse doit lui-même éprouver l'influence inévitable de l'affection de la couche sur laquelle il repose, et du passage violent de la matière qui s'en élève et doit le traverser aussi.

Dès-lors on conçoit que la sur-excitation de toutes les couches dermoïdes doit donner lieu à l'excrétion des humeurs qui leur sont propres. Ainsi la substance de l'exanthème muqueux, la matière colorante, le fluide albumineux qui compose l'épiderme, doivent se confondre avec l'excrétion des bourgeons sanguins pour composer un tout qui, ayant un élément de plus que l'efflorescence muqueuse et quelques autres parties en moins grande abondance, doit présenter des différences dans la couleur qui est d'autant plus foncée que la portion sanguine est plus forte, et dans la forme qui n'est plus déterminée que par l'addition d'un principe de concressibilité qui manquait au premier produit.

La teigne muqueuse ne se manifeste sur les enfans qu'aux premières années de leur vie. La granulée ne les attaque que vers la troisième ou quatrième année ; c'est qu'alors le système lymphatique commence à perdre sa prédominance par l'effet du développement des forces et de la croissance, et par un changement de régime : la lactation est terminée, l'alimentation se fait par la nourriture destinée aux hommes. La dentition est venue faciliter et réclamer des substances solides qui désormais, sans avoir été soumises à l'élaboration admirable du sein maternel, seront décomposées par une digestion directe, et porteront dans le sang, avec une force et une chaleur nouvelles, des élémens dont il ne pourra d'abord se délivrer sans quelque secours extraordinaire, jusqu'à ce qu'il ait complété des formations importantes, et qu'après les ébranlemens constitutionnels du jeune âge, les grandes fonctions de la vie organique se soient procuré un équilibre durable. Aussi plus on avance vers la puberté, plus est rare l'apparition de la teigne granulée, parce que les oscillations des principaux moteurs de l'existence diminuent à mesure que la grande création de l'homme touche à son terme et à sa perfection. Les bases sur lesquelles doivent reposer une vie tout entière ne peuvent pas rester le jouet d'une fluctuation incertaine. Ainsi la dernière crise, dont l'homme sort tout ce qu'il doit être lorsqu'il n'y succombe pas, met un terme à la ténacité inaccoutumée de l'exanthème granulé. Quelquefois néanmoins on le voit survivre à cette époque; il apparaît même après elle pour la première fois, mais toujours bien rarement; alors encore cette affection est un moyen salutaire qu'emploie la nature pour opérer une épuration que réclame le système sanguin et une indication à laquelle l'art peut souvent répondre et prêter un utile secours.

On ne saurait mettre trop d'importance à reconnaître l'origine matérielle de chaque efflorescence, parce qu'on se trouve ainsi conduit à découvrir la nature de la cause qui la détermine. Ce résultat une fois obtenu, le praticien est suffisamment éclairé, et il n'a plus à craindre de tomber dans les méprises qui l'ont souvent effrayé lui-même.

La teigne muqueuse est le résultat immédiat de l'épuration du système lymphatique, et la teigne granulée celui de l'épuration sanguine. Ces deux vérités sont appuyées sur des faits qui les rendent incontestables.

Lorsque les enfans se grattent, il arrive souvent qu'ils déchirent le cuir chevelu, de manière à donner lieu à une émission sanguine. Dans la teigne muqueuse le sang est très-rouge et paraît être d'une assez grande pureté ; dans la teigne granulée au contraire il est très-noir, et il annonce ainsi dans quel état il est parvenu à l'extrémité de sa circulation.

Nous venons d'observer deux faits qui sont bien propres à confirmer l'opinion que nous émettons, et qui attribuent l'efflorescence granulée à l'épuration spéciale du fluide sanguin. Une femme de vingt-deux ans, accouchée depuis près de trois mois, a conservé une affection à la région utérine qui n'a pas permis le retour du flux menstruel, et la teigne granulée s'est déclarée avec énergie sur sa tête, notamment à la partie postérieure jusque sur le cou. Nous l'avons engagée à entrer à l'Hôpital, où les secours qui remédieront aux suites de ses couches, mettront un terme à la teigne granulée qui doit dans ce cas être regardée comme un accident heureux.

Une autre femme nommée Gille (Jeanne), veuve Leodet, âgée de soixante-trois ans, journalière, rue Saint-Jacques, n'a pas encore éprouvé les atteintes de l'âge au cuir chevelu, car il est encore garni d'une chevelure épaisse et très-noire. Depuis qu'elle n'éprouve plus l'émission sanguine des menstrues, elle est sujette à la teigne granulée qui se manifeste périodiquement sur elle, au printemps et à l'automne, selon la règle ordinaire dont nous aurons bientôt occasion de parler.

Dans des matières aussi délicates, il faut en général se défier des explications. Le moindre fait peut ne pas tarder à venir détruire le système le plus ingénieusement combiné. L'observation démontre quelle est la cause de ces deux derniers exanthèmes; c'est assez pour la pratique. La physiologie doit se charger du soin de révéler par quel mécanisme leur matière est expulsée au-dehors. Quelle que soit la diversité des opinions qui peuvent s'élever à ce sujet, elles resteront sans influence sur la certitude de la nature de ces affections, car elle est suffisamment démontrée.

Il n'est pas douteux que le système lymphatique, dans le premier âge de la vie, ne soit doué d'une forte prédominance sur le système sanguin. Lorsque les vaisseaux lymphatiques sont remplis d'humeurs trop abondantes ou infectées de quelques vices qui réclament le secours de l'épuration, l'on peut concevoir que ces vaisseaux s'engorgent à la périphérie, dans leurs ramifications les plus ténues, s'irritent, s'enflamment, se déchirent, de manière à donner la liberté au superflu ou à la partie viciée, dont un effort salutaire de la nature cherche à débarrasser son économie. L'épuration alors s'opère immédiatement du sein des vaisseaux lymphatiques.

Du moment que les vaisseaux sanguins ont pris un plus grand développement, de manière à conquérir la prédominance qui n'était pas d'abord leur partage, ils absorbent ce que les vaisseaux lymphatiques rejetaient, ils s'en trouvent surchargés à leur tour, et ils ne peuvent s'en délivrer que de la même manière qu'eux.

Les vaisseaux lymphatiques s'anastomosent en plusieurs endroits du corps humain avec les capillaires veineux. Cette vérité, qui n'était pas un mystère pour l'école française, a reçu naguère une nouvelle confirmation par des recherches et des expériences que l'Académie de médecine vient de couronner.

La facilité avec laquelle les vaisseaux lymphatiques se déchargent dans les veines, doit être modifiée par le plus ou moins grand développement de ces dernières, et la plus ou moins grande énergie de leur action absorbante. Dans les premières années de la vie cette action est faible, et le système lymphatique conserve en grande partie ce qui lui sera enlevé, lorsque les veines auront acquis une augmentation de forces. La surabondance ou la partie viciée de la lymphe se trouvant alors introduite dans les veines, c'est elles qui seront affectées à leurs extrémités les plus frêles, de la même manière que l'étaient les vaisseaux lymphatiques. Ainsi surgira à l'extérieur une matière qui, retenant quelques-unes des parties constitutionnelles du sang, sera plus brunâtre et se concrétera avec facilité de manière à affecter la configuration granulée.

Sans donner à cette explication toute l'étendue qu'elle exigerait, on voit qu'elle n'est pas déraisonnable et qu'elle demeure appuyée sur une grande probabilité. Mais lors même que l'on persisterait à croire que les veines et les vaisseaux lymphatiques restent fidèles à conserver à leurs fluides la direction ordinaire ; qu'ils n'en laissent jamais rien échapper au dehors, et continuent à les verser dans le torrent de la circulation artérielle, dont les vaisseaux seuls sont doués d'une faculté excrétoire pour répandre partout la vie et la fécondité, dont le germe a été dérobé à l'oxigène de l'air, à l'aide du mécanisme pulmonaire : le résultat n'en restera pas moins le même, relativement à la nature des exanthèmes muqueux et granulé ; dans le premier la lymphe jouera le principal rôle morbide, et dans le second ce sera le sang : l'expérience ne laisse aucun doute sur cette vérité.

Malgré les différences qui accompagnent le développement des symptômes de ces deux affections, on sent que leur origine est presque identique, et l'on ne doit pas être étonné des rapports qui les unissent et qui exigent, dans ce qui nous reste à dire, de ne les pas séparer.

La teigne muqueuse et la teigne granulée ont une origine commune; dans la première, l'épuration est directe et immédiate; dans la seconde, elle ne s'opère qu'après que les fluides sont passés dans un autre système de circulation. Dans le premier cas, le système lymphatique exprime ses besoins par une efflorescence dont il est spécialement la source; dans le second cette efflorescence se charge de quelques principes qui appartiennent au fluide que sa matière a parcouru avant d'être expulsée au-dehors.

Les mêmes causes doivent donc influer sur les deux exanthèmes muqueux et granulé; aussi les voit-on apparaître tous les deux sous la périodicité des mêmes circonstances. Lorsque le printemps vient réveiller l'énergie vitale endormie de toute part, et faire éclore même des germes de fermentation dans l'organisation des êtres qui, par les priviléges de leur nature et le secours de leur intelligence, semblent pouvoir se soustraire à l'empire des saisons, on voit se développer l'une et l'autre de ces efflorescences cutanées; ensuite elles déclinent peu à peu et s'évanouissent à mesure que l'été augmente sa chaleur et détermine des perspirations et des transsudations abondantes qui hâtent l'épuration et en satisfont le besoin. Mais la diminution dans l'activité de ces dérivations nouvelles rappelle la nécessité de l'écoulement qu'elles avaient supprimé; on voit donc ces teignes se reproduire comme la première fois dans l'automne, alors que la température de l'été s'éloigne en portant atteinte à l'abondance journalière du produit des fonctions de tout l'organe tégumentaire. Les fruits de toute espèce qui affluent dans cette saison et qui, par leur saveur, flattent la gourmandise des enfans, peuvent aussi, par leur crudité, introduire dans l'organisation quelque principe d'âcreté qui renouvelle le besoin d'épuration.

Par une sage prévoyance de la nature, sans laquelle son ouvrage éprouverait plus souvent une prompte destruction, les organes se prêtent autant que possible un mutuel secours et se hâtent de se suppléer au besoin. L'appareil urinaire remplace souvent l'organe cutané pour expulser au-dehors les élémens excrémentitiels qui embarrassent et vicient le cours des principaux fluides. Cette alternative de fonctions, qui ont des destinations analogues, est principalement commandée par les variations de la température. L'hiver apporte un obstacle continuel à l'exercice de l'organe cutané, et, pour que l'économie n'en soit pas troublée, il faut que celui qui peut obtenir des résultats équivalens se livre sans délai et sans hésitation à sécréter et à chasser au-dehors des matières qui ne peuvent rester dans l'intérieur sans devenir des germes de désordre et de mort.

Cette heureuse transposition s'opère ordinairement peu à peu et devient enfin stable jusqu'au retour d'une saison qui ramène des conditions contraires. Dans le principe, les deux teignes doivent donc être abondantes et diminuer insensiblement à mesure que la dérivation urinaire s'établit, devient régulière et énergique; elles disparaissent enfin lorsqu'elles ne sont plus nécessaires.

Ce n'est pas ici le lieu d'insister sur les accidens, les dangers qui accompagnent la transition dont nous venons de parler; nous devons nous restreindre dans le cercle que nous nous sommes tracé et qui ne renferme pas les autres affections qui restent dans le domaine des maîtres de l'art.

On conçoit qu'il doit arriver que la cause qui détermine l'éruption muqueuse et granulée soit assez intense pour ne pas rester soumise aux variations de la température ; aussi n'est-il pas rare de voir ces deux affections régner pendant plusieurs années sans aucune interruption ; la première ne dépasse pas ordinairement la quatrième année sous sa forme primitive ; mais, dans ce cas, elle se métamorphose en la dernière, et l'affection, déterminée par le besoin d'épuration, n'a pas cessé un instant d'agir. C'est ici un phénomène important sur lequel nous appelons l'attention de nos lecteurs; il est intéressant par lui-même, et il confirme tout ce que nous avons avancé sur la nature de ces deux exanthèmes, car c'est lui qui nous l'a spécialement révélé.

Nous avons observé très-fréquemment des enfans sur qui la teigne muqueuse était très-abondante, continuelle et non périodique, offrir toutes les nuances du passage de cet exanthème au granulé; ainsi nous avons vu le produit bien caractérisé du premier, des couches compactes, lamelleuses, jaunâtres, verdâtres, se dénaturer peu à peu, la couleur devenir grisâtre, et ensuite acquérir une teinte brunâtre plus foncée ; la matière se concréter et former des granulations inégales en volume et en configuration, attachées aux cheveux à différentes distances, de manière à les hérisser, tandis que leur base était entourée de petits boutons rugueux qui ne tardaient pas à s'isoler et à les suivre dans leur croissance. Enfin la teigne granulée était venue remplacer entièrement la teigne muqueuse. Cette dernière disparaît au terme que nous lui avons fixé, ou elle se continue en devenant la première ; mais l'on ne voit jamais ce phénomène s'opérer en sens inverse, de manière à offrir le changement de la teigne granulée en teigne muqueuse.

Ces deux teignes ne sont point, comme la teigne faveuse, l'apanage de la misère et de la pauvreté ; elles sont au contraire le résultat d'une certaine abondance des fluides vitaux que ne peut déterminer un régime débilitant ; elles sont très-communes dans les campagnes, où les enfans joignent à une constitution forte qui leur est transmise par de robustes parens, les avantages d'une lactation pure et abondante, une nourriture simple, mais salutaire, et enfin la respiration continuelle d'un air pur, si éminemment utile, dans les premiers temps de la vie, pour produire un sang généreux qui porte partout sa féconde influence, et qui trouve alors de lui-même les moyens de se débarrasser de ce qui peut nuire à sa pureté, sans réclamer les secours de l'art qui ne sont jamais si nécessaires que là où la nature a perdu ses droits et son empire, et où elle ne manifeste ses besoins que par des maux sans nombre, au milieu desquels les efforts les plus assidus et les plus éclairés ne peuvent souvent arrêter la destruction de son ouvrage. Elles sont fréquentes aussi chez les enfans à qui l'opulence de leurs parens assure une abondance de mets succulens qui surpassent les besoins de la nutrition et de la croissance.

Il faut néanmoins faire, entre la teigne granulée et la muqueuse, une distinction qui résulte des choses mêmes. Une nourriture abondante augmente la masse des matières excrémentitielles, et par conséquent la nécessité de leur évacuation qui s'opère par l'efflorescence muqueuse, lorsque les vaisseaux sanguins ne s'en sont pas chargés par la faiblesse de leur action absorbante. Ainsi cette dernière teigne peut donc avoir pour cause une alimentation de cette nature, comme la teigne granulée. Mais le tempérament de l'enfant pouvant être dès le principe très-peu lymphatique, comme cela arrive à ceux qui sont bruns et qui ont des cheveux dès leur naissance, la même cause agit différemment; elle hâte le développement de la teigne granulée en agissant d'une manière directe dans les limites du système sanguin, l'épuration, dans les premiers momens, s'étant suffisamment opérée par l'émission de ce qui forme la crasse laiteuse dont nous nous occuperons immédiatement. Remarquons toutefois dès à présent que les enfans du tempérament que nous venons d'indiquer sont sujets à cette dernière crasse très-confluente chez eux, que la teigne muqueuse ne les attaque pas, et que si l'épuration continue à être urgente, elle a lieu par le moyen de l'éruption granulée.

L'on conçoit aussi qu'une alimentation appauvrie et débilitante peut diminuer l'énergie d'un pareil tempérament, et, dès le principe, faciliter la prédominance de l'action des vaisseaux lymphatiques au détriment de celle du système sanguin, et ramener ainsi les choses aux conditions qui nécessitent l'apparition de la teigne muqueuse. Dans certains cas, cette affection pourra donc être déterminée par une nourriture chétive, tandis que pour l'ordinaire elle aura pour cause une alimentation succulente, ainsi que la teigne granulée.

La teigne muqueuse suffit ordinairement à l'épuration dans les enfans d'un tempérament qui n'est fortement prononcé dans aucun sens. Les enfans bruns sont plus habituellement sujets à la teigne granulée, elle est du moins sur eux plus intense, reparaît plus souvent aux époques de périodicité que nous avons signalées, et sa durée est toujours plus longue.

Un fait bien certain, c'est que les enfans qui sont atteints de ces deux teignes sont remarquables par leur voracité. On peut la considérer comme la cause de l'efflorescence par la dérivation que nécessite la surabondance de la nutrition, et encore comme un besoin de réparation exigée par la perte de la substance qui forme cette même efflorescence.

Il faut se souvenir qu'en assimilant les deux affections sous le rapport de leur cause et du développement de leur produit, il est indispensable de considérer la granulée comme susceptible aussi de devenir chronique, de déterminer, par la lésion grave et permanente de la couche où est son siége, l'appel de la matière qui y affluait d'elle-même, et de rendre l'écoulement actif de passif qu'il était d'abord, mais néanmoins bien moins fréquemment que la teigne muqueuse. Les conséquences d'une pareille dégénération de deux affections bénignes peuvent devenir très-graves et souvent mortelles en changeant un moyen d'épuration en un foyer qui absorbe chaque jour ce que l'alimentation ne peut remplacer, et amène la maigreur, la consomption et la prostration des forces.

Un fait particulier à la teigne granulée, c'est qu'il arrive souvent qu'elle se manifeste pour quelque temps seulement, lorsque la teigne faveuse est entièrement guérie. Ce phénomène n'a rien qui doive étonner et surtout inspirer des craintes; il n'est que le complément d'un retour à l'état normal le plus complet. On ne doit voir en lui qu'une dépuration naturelle, toujours utile après la disparition d'une affection chronique très-grave, dont on ne connaît pas encore bien les véritables élémens, qui, en partie, pourraient se mêler aux différens systèmes et en troubler l'harmonie. Nous avons vu néanmoins ce dernier accident devenir le sujet de méprises opiniâtres qui portaient des médecins, recommandables du reste, à soutenir que nous n'avions pas guéri la teigne faveuse ; assertion qui prouvait seulement qu'ils ne savaient pas la distinguer de la granulée.

Souvent encore, après la guérison du favus, on voit repulluler les poux en grande abondance, ce qui annonce qu'il s'exhale quelque perspiration qui retient des propriétés éminemment nutritives pour eux, comme la substance granulée ; l'influence sanguine se révèle encore par cette circonstance.

L'engorgement de tous les vaisseaux qui entrent dans la contexture du cuir chevelu, donne lieu à une augmentation sensible de son épaisseur ; l'inflammation s'y établit à différens degrés d'intensité, lorsque la vigilance n'est pas attentive à la prévenir par la propreté et des précautions faciles et douces à pratiquer. L'on voit souvent l'état du malade empirer sous plus d'un rapport. Outre le dépérissement qui devient la suite d'une évacuation continuelle qui n'est plus nécessitée par l'état du sang ou de la lymphe, mais par la puissance d'un stimulus local, le derme voit quelquefois modifier sa vitalité, de manière à ce qu'il présente de nouvelles altérations au milieu des premières. C'est ainsi que nous avons vu, à la suite de la teigne muqueuse et de la granulée, survenir, à la tête, une dartre squammeuse humide qui ne se bornait pas à cette région, mais qui finissait par s'étendre au loin; plus souvent encore elles sont suivies du favus.

Ainsi l'innocuité primitive de ces deux exanthèmes ne doit pas porter à les négliger. Ils nécessitent une surveillance continuelle et plus sévère même que la teigne faveuse qui est constante et inébranlable dans sa marche, tandis qu'ils sont susceptibles de transformations fâcheuses et de répercussions plus redoutables encore, puisqu'elles peuvent se résoudre en métastases mortelles.

Il résulte de l'origine commune des teignes muqueuse et granulée, de leur liaison intime avec l'état du sang et de la lymphe, et de la facilité avec laquelle l'émission peut se déplacer, des conséquences précieuses qu'il ne faut pas méconnaître et qui sont susceptibles d'une foule d'applications journalières.

Ce que présente de plus important tout ce que nous avons dit de ces deux affections, c'est qu'elles n'ont aucun rapport avec le favus. Nous avons indiqué leurs caractères et surtout leur nature, de manière à ce qu'on ne puisse plus les confondre, non pas seulement sous le rapport de leur aspect, mais sous d'autres rapports autrement sérieux. Il découle de cette théorie nouvelle des corollaires qu'aucun homme de l'art ne peut être embarrassé de mettre à profit. Ils étaient loin d'être présentés par la croyance erronée que les teignes étaient le produit d'un principe herpétique qui ne devait qu'à des circonstances accidentelles les variations qui se faisaient remarquer dans les efflorescences diverses dont il était l'unique germe.

En effet, l'apparence était bien capable de donner lieu à cette erreur. La teigne faveuse, la muqueuse, la granulée, se manifestent par une matière qui s'amoncelle avec une égale abondance sur le cuir chevelu, et qui ne diffère, dans chacune d'elles, que par des nuances de couleur assez légères et par une configuration moléculaire, dont les dissemblances ne deviennent évidentes qu'après une attention soutenue et des comparaisons multipliées, et ne devaient tout au plus porter d'abord qu'à établir des variétés de la même maladie : variétés auxquelles il semblait inutile de s'arrêter dans la pratique qui n'avait à combattre toujours que le même principe morbide.

On entrevoit mieux maintenant combien d'erreurs particulières ont dû découler de cette erreur première et générale. La résistance dont le favus s'était armé contre tous les moyens dirigés sur lui, avait conduit à recourir aux médications les plus énergiques et souvent les plus bizarres. Malgré leur inefficacité, on les a renouvelées, parce qu'on ne se rebute pas ordinairement au premier obstacle, et on les a employées contre la teigne muqueuse et la teigne granulée. Alors, il en est résulté une lutte qui a souvent eu pour effet de s'opposer aux salutaires efforts de la nature, et d'obtenir des révulsions qui ont donné lieu à des métastases sans nombre, et trop souvent mortelles. Il n'y a pas jusqu'à la calotte qui n'ait été appliquée sur des têtes affectées seulement de l'exanthème muqueux ou granulé; on les a soumises à des tortures atroces et bien inutiles, puisque le déchirement du cuir chevelu, une inflammation nouvelle, ne pouvaient qu'appeler avec plus de force l'affluence des humeurs qui se rendaient déjà à cette région par une impulsion naturelle.

Quelquefois, croyant devoir combattre un vice intérieur très-opiniâtre, on a multiplié les moyens thérapeutiques les plus redoutables. On a soumis de jeunes enfans à prendre chaque jour et pendant long-temps encore des pilules, des potions dans la composition desquelles entraient des substances minérales les plus violentes et dont l'effet est si souvent funeste chez des personnes dont le tempérament est formé et que l'on ne peut délivrer par d'autres moyens de quelque affection invétérée. Que de jeunes victimes nous avons vues conduites au tombeau par ces attaques énergiques que l'erreur réunissait contre une affection bénigne que les applications les plus douces, les soins de la propreté auraient menée à son terme naturel, sur lequel il ne faut pas anticiper du reste, puisqu'elle n'est qu'une épuration salutaire, dont la suppression trop prompte ne peut que contrarier la nature et réagir d'une manière nuisible !

D'autres fois l'on a vu disparaître ces mêmes exanthèmes naturellement ou à la suite de soins qui n'étaient pas trop opposés à leur nature, et l'on a cru avoir trouvé un moyen infaillible de guérir la teigne. Un succès a donné cette assurance, et on ne l'a pas abandonné ensuite, quoiqu'on l'ait vu se briser contre la ténacité de la teigne faveuse.

Tous ces inconvéniens doivent disparaître du moment que les diverses espèces de teignes sont devenues faciles à distinguer, et que leur nature et leur siége ne sont plus un mystère.

Les deux exanthèmes, dont nous terminons l'examen, forment donc une classe à part; ils doivent être pour ainsi dire confondus ensemble, quoiqu'ils soient le produit de l'épuration directe de deux fluides différens; l'état de ces fluides dépendant l'un de l'autre, étant d'ailleurs tous deux les principaux agens de l'organisation, la manière dont on peut agir sur eux doit amener des résultats généraux également favorables ou funestes.

Nous n'avons pas besoin d'insister sur les conséquences, les gens de l'art sauront mieux encore les déduire et les apprécier que nous ne prétendrions pouvoir le faire; notre tâche à nous est suffisamment remplie, en leur montrant le principe que notre longue pratique nous a facilité le moyen de découvrir au milieu des incertitudes et des erreurs qui le cachaient à tous les yeux.

Ils sentiront comment peuvent naître les désordres les plus graves, après la suppression fortuite ou imprudemment recherchée d'un écoulement que la nature provoque et réclame pour le salut de son ouvrage.

Lorsque l'homme est assez heureux pour avoir deviné une loi de la nature, il a le noble privilége de s'associer à elle, de hâter sa marche. Pourquoi faut-il que trop souvent il n'arrive à cette découverte que par de pénibles efforts et par des tentatives qui éclairent son génie plutôt par leur inefficacité et leurs suites funestes que par leurs succès !

CRASSE LAITEUSE.

(*PORRIGO LACTUMINOSA.*)

Il se manifeste encore sur la tête des enfans à la mamelle des croûtes qui réclament un examen attentif, lors même qu'il n'en résulterait d'autre avantage que celui de les bien reconnaître et de ne se trouver nullement embarrassé à leur aspect. Ce ne serait pas sans inconvéniens qu'on les confondrait avec les teignes précédentes, et la méprise pourrait devenir d'autant plus redoutable qu'elle induirait à avoir recours à des médications qui souvent ne se borneraient pas à leur inutilité, mais feraient succéder de véritables affections plus ou moins graves à ce qui ne peut, sous aucuns rapports, être regardé comme une maladie.

Il est au surplus une de ces crasses dont nous croyons qu'on ne s'est pas encore occupé, qui, par son séjour prolongé sur le cuir chevelu, devient la cause d'une alopécie à laquelle il n'est plus ensuite possible de remédier, quoique cette croûte ne soit le produit d'aucune lésion appréciable; elle exige par cette raison une attention particulière.

On a désigné sous le nom de *crusta lactea*, *lactumen*, croûte de lait ou croûte laiteuse, une couche de matière poisseuse, de couleur roussâtre plus ou moins foncée, qui se manifeste sur le sinciput et s'étend ensuite jusque vers les tempes pendant les premières années des enfans, et notamment tant qu'ils sont encore à la mamelle. Cette croûte est quelquefois composée d'un grand nombre d'écailles de la même matière, larges de cinq à six lignes, lesquelles s'imbriquent les unes sur les autres de la même manière que celles des poissons. Ces écailles répondent à la place d'où la matière sort en plus grande abondance. D'autres fois l'émission de cette matière s'opère sur tous les points avec une égale énergie, de sorte que par son dessèchement elle forme une couche entièrement plane, qui recouvre toute l'étendue sur laquelle elle est posée. Tantôt elle ne constitue qu'une membrane très-mince, tantôt cette membrane devient très-épaisse, et elle présente çà et là des proéminences qui révèlent au-dessous d'elles des foyers d'où la substance a été émise avec plus d'abondance, quoique partout ailleurs elle l'ait été d'une manière suffisante pour ne point donner lieu à des fragmens isolés et squammeux, mais déterminer une couche entièrement plane et compacte, à part toutefois ces inégalités.

Après avoir fait disparaître cette crasse, nous l'avons vu toujours reparaître et recouvrer le même volume au bout de vingt jours. Seulement sa couleur tirait un peu plus sur le blanc, et il fallait encore quelques jours pour lui laisser acquérir la teinte brunâtre de la première. L'odeur de cette croûte a quelque chose de fade qui ressemble à celle qui est propre au laitage.

Dans ce dernier cas il serait facile de confondre cette croûte avec la teigne muqueuse, ou de la regarder comme une de ses variétés, ou un degré de son intensité. En effet, elle a acquis quelquefois trois ou quatre lignes d'épaisseur; sa couleur et sa disposition la rendent parfois très-ressemblante au produit de cette teigne. Mais, quelle que soit la force de cette similitude, il est un moyen de ne pas se laisser tromper par elle. Cette croûte laiteuse n'a aucune adhérence avec le cuir chevelu; qu'on l'enlève sans altérer en rien ce dernier, on verra que les cheveux mêmes ont pu croître au-dessous; on les coupe facilement afin d'isoler la couche compacte et épaisse qui repose plutôt sur eux que sur la peau. Nous avons trouvé des fragmens de cette croûte où la longueur des cheveux du côté du derme était plus considérable que du côté opposé. Il n'en est pas ainsi de la teigne muqueuse, sa matière n'est pas simplement retenue par l'agglutination des cheveux, mais elle tient à la peau. En enlevant son produit, on découvre à la place qu'il recouvrait une érosion qui indique la destruction de l'épiderme, un suintement qui persiste sur cette même surface enflammée sur laquelle le desséchement reproduit bientôt ce qui a été ôté. La phlogose qui tourmente le cuir chevelu est du reste trop évidente pour qu'on puisse rester dans l'erreur, et l'empâtement qu'il laisse reconnaître au toucher établit seul, avec l'état sain, une différence sensible et caractéristique.

On ne peut pas considérer cette croûte comme le produit d'un degré moins avancé de la teigne muqueuse, puisqu'elle n'est accompagnée d'aucune lésion élémentaire ; elle ne peut entrer en aucune manière dans la catégorie des affections morbides. Le cuir chevelu ne présente aucune trace d'altération, ni les plus légers signes d'irritation, et la santé générale de l'enfant ne laisse apercevoir aucun dérangement.

Lorsque, par les moyens convenables, on a parfaitement nettoyé la tête, on reste convaincu que cette crasse n'est le produit d'aucune altération dermique. Quelquefois un léger prurit se fait sentir; il faut l'attribuer à l'impression de l'air qui vient subitement frapper la surface de la peau, qui auparavant était entièrement tenue à l'abri de son atteinte par la couche épaisse et compacte qui vient d'être enlevée. Il en serait de même d'une tête que l'on exposerait soudain au contact atmosphérique, après l'en avoir préservée pendant longtemps par une coiffure analogue. Il faut aussi tenir compte de l'usage des substances graisseuses, dont l'effet est de ranimer un peu la sensibilité de la peau par une légère irritation. Ainsi l'on ne peut trouver dans cette démangeaison aucun symptôme qui se rattache directement à la croûte laiteuse comme indice d'une altération qui en serait la cause.

L'excrétion de cette matière n'étant pas due à un état anormal du cuir chevelu, elle doit s'opérer par l'énergie seule des voies ordinaires de la perspiration. Il faut aussi joindre à l'action des vaisseaux exhalans celle des follicules sébacés qui participent également à l'extrême vitalité d'une région, où doivent encore avoir lieu de grands développemens. L'abondance de la sécrétion sébacée est augmentée encore de ce qui n'est point absorbé par une chevelure naissante et débile; elle s'accroît du mélange de la matière condensée de la transsudation cutanée: ainsi se compose la crasse qui forme cette couche compacte et poisseuse.

C'est à un amas de diverses excrétions qui s'épaississent sur le derme, sans être le produit de sa désorganisation, qu'il nous semble convenable de réserver le nom de crasse, *porrigo*. Pour que cette appellation soit justement donnée à un exanthème, il faut que lorsqu'il est enlevé il ne reste au-dessous aucune lésion; alors il n'a point de racine, il ne tient point au derme, il n'en est pas une efflorescence, il n'en doit pas conserver le nom, il n'est qu'une crasse, *porrigo*.

Nous penchions d'abord à classer la teigne furfuracée dans le genre porrigineux, parce que son produit ne recouvre que des lésions bien légères; mais la destruction de l'épiderme, l'érithème qui colore la peau, les autres symptômes d'irritation et l'origine évidemment morbide de cette affection, nous ont décidé à la regarder comme quelque chose de plus qu'une crasse. Elle sert de passage du *porrigo* à l'*achor*, mais elle se rapproche bien plus de ce dernier dont elle constitue le premier degré d'intensité ou celui qui est ramené par le retour de la guérison ; lorsqu'il y est parvenu, l'ulcération disparaît, et la nature ne se livre plus qu'à la régénération épidermique.

Les enfans qui sont bruns et qui ont des cheveux dès leur naissance sont sujets à avoir la tête recouverte de cette crasse la plus confluente. Elle remplace chez eux la teigne muqueuse, plus propre à ceux qui naissent avec un tempérament contraire. Il est donc raisonnable de penser que l'abondance de l'émission porrigineuse n'est dans ce cas encore qu'un moyen salutaire d'épuration, qui s'accomplit de la manière la plus favorable sans le secours d'aucune lésion, et par l'énergie seule des voies naturelles, énergie qui est le partage du tempérament dont les signes que nous avons indiqués sont les révélateurs irrécusables. L'épuration pendant les premières années de la vie s'exécutera de cette manière chez les enfans ; mais, si elle persiste à être nécessaire, elle déterminera enfin le développement de l'exanthème granulé.

La croûte laiteuse est assez fréquente pour n'avoir pas manqué d'attirer l'attention; comme son séjour sur le cuir chevelu n'a pas causé des désordres sensibles, on a pensé qu'il était inutile de l'abréger, l'on a même avancé qu'il serait dangereux de le tenter. Il n'est pas douteux que ce serait aller directement contre la raison que de recourir à des médications qui ne sont indiquées ni réclamées par rien et dont les suites ne pourraient qu'être funestes, si elles ne se bornaient pas à être inutiles. Mais il ne faut pas se dissimuler que l'application d'une semblable matière sur le cuir chevelu ne contribue à l'entretenir dans un certain état de mollesse qui n'est nullement préférable à la tonicité qu'il pourrait recevoir de l'influence de l'air. A la longue, cette matière peut acquérir une certaine âcreté qui procure à la peau une irritation qui, pour ne pas présenter d'abord des signes bien apparens, n'en est pas moins réelle, et constitue une prédisposition à l'invasion des autres exanthèmes qui souvent ne seraient pas éclos d'eux-mêmes.

Les cheveux doivent finir par éprouver quelque atteinte de la superposition prolongée d'une telle matière. Il est à remarquer toutefois que lorsqu'elle est squammeuse, l'air trouve dans l'intervalle des écailles un accès qui lui est interdit plus complètement lorsque la couche est compacte et continue; mais, dans l'un et l'autre cas, les cheveux parviennent encore à traverser en partie cette couche, et à croître encore au-dessous. Si toutes ces circonstances s'opposent à ce que la croûte laiteuse détermine une alopécie évidente, elle peut nuire néanmoins aux cheveux, les laisser clair-semés ou privés de quelques qualités que sans elle ils auraient eues en partage. Si l'abondance de la perspiration est utile et salutaire dans ce cas, nous ne proposons pas de l'arrêter, bien au contraire; mais nous pensons que laisser croupir une semblable matière sur l'orifice des vaisseaux par où elle s'opère, est un mauvais moyen pour en faciliter l'émission. Il nous semble que la propreté assidue, loin de l'arrêter, l'accélérerait, et qu'il en résulterait, pour le cuir chevelu, des conditions plus favorables, sans mélange d'aucun danger. En Angleterre, où l'on a l'habitude de laver la tête des enfans du moment même de leur naissance, ils n'en éprouvent rien de fâcheux, et ils ne sont pas assujettis comme les nôtres à porter, pendant plusieurs années, une crasse dégoûtante dont l'odeur n'a rien d'agréable.

Ce n'est point au lait qu'il faut spécialement attribuer la cause de l'apparition de cette croûte porrigineuse : la qualification de laiteuse ne peut lui être conservée qu'autant qu'elle sera destinée à rappeler, non qu'elle doit sa naissance à la nourriture des enfans, mais seulement qu'elle se manifeste sur eux, principalement à l'époque où ils sont encore à la mamelle. L'énergie de la perspiration due à la vitalité extrême des vaisseaux exhalans, vitalité qui, à cet âge, appartient en général à tout le système dermoïde et à laquelle participent aussi les follicules sébacés qui en font partie, est la seule cause de cette excrétion porrigineuse, en y joignant encore, si l'on veut, un léger besoin d'épuration qui s'accomplit par cette voie naturelle.

Elle doit donc se manifester toutes les fois que les conditions, qui lui donnent lieu dans le jeune âge, se reproduisent par la suite. L'expérience révèle cette vérité digne de remarque, et nous en avons tous les jours la preuve sous les yeux. Lorsque nous avons obtenu, par notre méthode de traitement, la guérison de la teigne faveuse, et que, pour obtenir ce résultat, nous sommes parvenu à modifier la vitalité anormale du cuir chevelu, de manière à la rendre telle qu'elle était primitivement; les vaisseaux exhalans et les follicules nouveaux exécutent leurs fonctions avec une énergie semblable à celle du premier âge. Presque toujours nous voyons apparaître, sur les places où le favus a régné, une couche porrigineuse qui est absolument la même que celle qui constitue la croûte laiteuse. Nous jugeons à ce phénomène que nous avons ramené la peau aux conditions qui assurent une guérison radicale. Lorsque nous enlevons cette croûte, nous ne rencontrons aucune adhérence intime avec le derme. L'épiderme régénéré ne présente aucune altération, les yeux ne sont frappés d'aucune coloration extraordinaire. Lorsque, pour compléter les tableaux des diverses espèces de teignes que nous avons faits, pour offrir à divers médecins qui étaient attentifs à tout ce qui intéresse cette partie de la pathologie cutanée, nous y avons joint des fragmens de croûte laiteuse, nous les avons pris indistinctement sur des enfans à la mamelle et sur des adultes qui venaient d'être guéris du favus. Ce fait intéressant sert puissamment à dévoiler la nature de la croûte laiteuse; il a néanmoins donné lieu à des méprises, et bien des personnes ont cru trouver en lui une preuve de l'inefficacité de notre traitement pour la guérison de la teigne faveuse, tandis qu'elles n'auraient dû y apercevoir que l'assurance de son triomphe sur une affection rebelle contre laquelle ont échoué les moyens innombrables par lesquels on s'est vainement encore efforcé de la vaincre.

Comme nous l'avons dit, cette croûte est très-fréquente sur les enfans qui naissent sous les auspices d'un tempérament opposé à celui où le système lymphatique a la prédominance. Ils sont exempts de la teigne muqueuse, mais la teigne granulée se manifeste sur eux, après le règne de cette croûte laiteuse, tandis que, chez les autres, elle succède à la teigne muqueuse. Il est raisonnable de penser que, dans le premier cas, l'épuration s'est suffisamment accomplie par l'émission des élémens excrémentitiels, à laquelle se sont livrés avec énergie les vaisseaux exhalans du cuir chevelu.

Ce sont les enfans bruns qui sont sujets à cette croûte laiteuse; c'est encore sur les sujets bruns que nous la voyons après la guérison de la teigne faveuse : nous nous croyons fondé à conclure que les vaisseaux exhalans puisent la substance de leur perspiration abondante dans les vaisseaux sanguins qui aboutissent à la région du cuir chevelu.

Ce serait donc par ce moyen que s'exécuterait dans le principe l'épuration sanguine, jusqu'à ce que, devenant plus impérieuse et fournissant des particules plus grossières, elle nécessiterait l'engorgement des vaisseaux capillaires, leur inflammation, enfin toutes les lésions, tous les symptômes qui caractérisent la teigne granulée. Nous insistons sur la nature de la croûte laiteuse qui nous paraît clairement révélée par ces diverses observations, afin de faire ressortir celle de la crasse membraneuse ou diaphane dont il nous reste à nous occuper, et qui se manifeste dans des circonstances semblables avec des caractères différens qui dépendent aussi de la différence des tempéramens des sujets auxquels elle est spéciale, circonstance par où elle révèle, comme la première, sa source la plus directe et la plus vraie.

CRASSE MEMBRANEUSE.

(*PORRIGO MEMBRANACEA.*)

L'on rencontre encore une crasse différente de la précédente, mais bien moins fréquemment, quoiqu'elle se manifeste aussi sur les enfans à la mamelle et que nous la voyions également se reproduire après la guérison de la teigne faveuse, seulement sur les sujets qui sont blonds et en qui tout révèle un tempérament lymphatique. Cette crasse forme une membrane peu épaisse, mais très-serrée, parfaitement semblable au parchemin; elle en a jusqu'à la couleur, elle est transparente, et peut, sous tous les rapports, être encore comparée à la colle de poisson en feuilles; elle est très-intimement appliquée sur le cuir chevelu sans avoir avec lui une adhérence telle qu'on ne puisse les séparer sans excorier ce dernier. Lorsqu'on veut détacher cette membrane, il faut employer un léger effort et elle se décolle; on dirait, en l'enlevant ainsi, que l'on arrache la peau par lanières, mais il n'en est rien; au-dessous l'on ne trouve aucune lésion, l'épiderme n'est nullement altéré; ce n'est encore là qu'une véritable crasse, *porrigo*, qui ne tient au cuir chevelu par aucune racine ; elle s'est amassée sur sa surface sans être le produit de sa désorganisation. Elle ne saurait donc être regardée, pas plus que la précédente, comme une affection. Elle ne mérite pas moins d'attirer l'attention sous le rapport des désordres dont son séjour sur le cuir chevelu peut être la cause, et sous celui des méprises auxquelles elle peut donner lieu.

Nous ferons remarquer que, quoiqu'elle se manifeste ordinairement pendant la lactation et même au temps le plus voisin de la naissance, nous l'avons vue apparaître pour la première fois sur des enfans qui avaient atteint déjà l'âge de cinq ans, ce qui ne s'est jamais présenté à notre observation relativement à la croûte laiteuse, qui apparaît toujours dans les premiers temps de la vie, et qui ne persiste pas au-delà de la troisième ou quatrième année, sans que la teigne granulée ne vienne la remplacer.

Lorsque l'on n'a pas soin d'arrêter la formation de cette couche membraneuse et qu'on la laisse séjourner sur le cuir chevelu, elle finit par déterminer une alopécie à laquelle il n'est plus ensuite possible de porter remède.

Les cheveux sont en quelque sorte soumis aux lois de la végétation; l'air est un élément dont ils ne peuvent se passer; c'est donc pour avoir contrarié ce besoin naturel que cette membrane imperméable amène leur destruction complète. Ils ne peuvent se frayer un passage à travers son épaisseur, quoiqu'elle soit bien moindre que celle de la croûte laiteuse; ils ne peuvent que serpenter faiblement au-dessous; alors ce parchemin, long-temps appliqué sur les orifices qui doivent leur livrer passage, comprime leur essort, les prive entièrement de l'influence atmosphérique qui leur est indispensable, ils ne peuvent croître, et il résulte de cette gêne contre nature une réaction qui frappe sur les bulbes et les force à supprimer une sécrétion qui n'a plus de but.

La crasse membraneuse avance moins en arrière que la laiteuse, mais elle descend plus avant sur le front, vers les tempes et les deux pariétaux; c'est à elle que l'on doit attribuer les alopécies que présentent des personnes jeunes encore, sur cette même étendue. Celles qui sont amenées par l'âge, les maladies et les chagrins, ne choisissent presque jamais ces siéges de préférence; c'est le sommet de la tête qu'elles dégarnissent d'abord; il reste encore long-temps des cheveux derrière la tête sur les côtés et au-dessus du front, de sorte qu'il se forme une espèce de couronne.

L'atteinte portée aux cheveux par la croûte diaphane a dû nous porter d'abord à examiner si les bulbes n'étaient pas le siége d'une affection qui donnait lieu à l'excrétion de la matière qui constitue cette membrane par son dessèchement, et si cette affection n'était pas ensuite la véritable cause de la destruction des cheveux à leur racine même. Le peu d'analogie que cette matière présente avec celle de la croûte de lait nous engageait à la regarder comme le dessèchement et la coagulation de la substance cornée qui était deversée à l'extérieur, une affection quelconque déterminant dans la capsule bulbeuse l'abondance de sa sécrétion, et causant une désorganisation suffisante pour renverser les lois de la solidification pileuse et de son alongement ordinaire. Quelque séduisante qu'elle fût par sa nouveauté, cette opinion n'a pu se former entièrement et se maintenir dans notre esprit; elle a dû s'évanouir devant des considérations qui naissaient de l'observation des faits concomittans.

Lorsque nous avons été mis à temps dans

la possibilité de détruire cette croûte, nous avons toujours vu les cheveux croître sans rien présenter d'étrange, quoique nous n'eussions employé aucune médication propre à agir directement sur les bulbes. Nous l'avons vue se manifester, comme la croûte laiteuse, sur les adultes que nous venions de guérir de la teigne faveuse, aux places mêmes où les cheveux allaient reparaître dans toute leur vigueur, lorsque le favus n'avait pas porté son influence jusqu'aux bulbes et détruit les seuls organes d'où leur tige puisse s'élever.

La coïncidence de la manifestation de ces deux croûtes pendant les premières années de la vie, et ensuite après la disparition du favus lorsque le derme est rendu à sa vitalité native, l'épuration légère qui semble réclamée dans les deux cas et qui s'opère alors sans le secours d'une sur-excitation pathologique : tout s'est réuni pour nous convaincre qu'elles étaient produites par le mélange de l'excrétion des vaisseaux exhalans et des follicules sébacés. La différence qui se fait remarquer entre elles ne provient que de celle qui existe entre les élémens qui les composent, lesquels, pour n'être pas absolument semblables, n'en parviennent pas moins à la superficie par les mêmes voies et le même mécanisme.

La teigne muqueuse affecte de préférence la partie antérieure de la tête où la peau a le moins d'épaisseur ; la teigne granulée choisit au contraire la partie postérieure où la peau est plus épaisse et où les bourgeons sanguins sont plus développés et ont un volume plus considérable. La croûte laiteuse se place plus en arrière sur le sinciput que la croûte diaphane, tandis que cette dernière penche plus en avant. Trouvons d'abord une analogie dans ces deux remarques, et rapprochons la croûte de lait de la teigne granulée, et la croûte diaphane de la teigne muqueuse.

Les enfans d'un tempérament non lymphatique sont sujets à la teigne granulée; c'est aussi sur eux que la croûte de lait se manifeste ordinairement pendant les premiers temps de la vie, et elle leur tient lieu de la teigne muqueuse. Les enfans d'un tempérament lymphatique ont l'exanthème muqueux en partage, il leur est pour ainsi dire spécial, et sur eux il est toujours accompagné de ses symptômes les plus graves; sa durée est longue et continue, plutôt que courte et périodique; ce sont eux encore sur qui on découvre seulement la croûte diaphane. Le tempérament exerce la même influence dans l'apparition de ces deux croûtes après la guérison du favus; les blonds, les lymphatiques retiennent la dernière, tandis que l'autre continue à appartenir à ceux qui vivent sous des conditions habituelles plus énergiques et plus généreuses.

Ainsi, il ne nous paraît pas douteux que ces deux crasses ne soient redevables de leur dissemblance à celle qui existe entre les tempéramens : elle provient de ce que les vaisseaux exhalans puisent la substance, dont la condensation à la superficie forme la croûte laiteuse, principalement aux vaisseaux sanguins, tandis que c'est des vaisseaux lymphatiques qu'ils tirent celle qui compose la croûte diaphane membraneuse. Dans l'une et dans l'autre, la matière sébacée se trouve amalgamée et entre dans leur composition peut-être avec des qualités qui varient d'après les mêmes causes et qui contribuent de leur côté à la différence que nous cherchons à expliquer.

La crasse membraneuse a une persistance qui n'est point le partage de la croûte de lait, et nous avons fréquemment eu l'occasion de l'observer sur des sujets qui l'avaient conservée depuis leur naissance jusqu'à l'âge de quinze et même de dix-sept ans; mais ils présentaient aussi toutes les indications d'une constitution lymphatique. Il paraît bizarre que cette crasse ayant un rapport assez direct avec la teigne muqueuse, montre néanmoins une ténacité que cette dernière ne présente jamais; tandis que la croûte laiteuse n'a qu'une durée bornée presque au temps de la lactation, quoiqu'elle corresponde à une affection plus grave, plus profonde et qui règne quelquefois depuis le jeune âge jusqu'à l'époque la plus voisine de la puberté : cette contrariété n'a toutefois rien qui doive paraître trop étonnant. Elle résulte de ce que les sujets, sur qui se fait remarquer la croûte diaphane, ont une constitution affermie sur des bases qui doivent rester à jamais lymphatiques, et que la perspiration, qui s'élève directement d'un semblable système, est nécessaire, lorsque la teigne muqueuse n'a pas paru ou qu'elle n'a pas été remplacée par la teigne granulée, et elle ne doit éprouver que très-tard une diminution qui seule peut mettre un terme à sa condensation membraneuse sur le cuir chevelu.

Cette crasse, ainsi que la première, n'est accompagnée d'aucun trouble dans l'économie générale et habituelle; elle ne recouvre aucune lésion locale dont elle soit le produit, elle ne peut donc pas être regardée comme une maladie, et elle ne peut à ce titre réclamer aucune médication proprement dite. Elle n'est produite que par l'excrétion qui s'opère par des voies ordinaires et normales; porter obstacle à cette excrétion serait s'opposer directement à une marche que suit la nature elle-même vers un but utile, et déterminer des désordres qu'elle s'efforce de prévenir. L'excrétion ne doit donc pas dans ce cas être combattue, elle est réclamée; mais le séjour de la matière de l'excrétion sur le cuir chevelu n'est exigé par rien; il peut seul devenir une cause de désordres, cause physique et accidentelle dont les effets seraient également obtenus par un procédé analogue et purement artificiel.

L'alopécie, qui est le résultat de la superposition prolongée de ce parchemin sur les orifices par où doivent sortir les cheveux, exige que l'on ne néglige pas d'en rechercher la destruction ; et cette précaution prise dès le principe a encore l'avantage de mettre obstacle à l'envahissement d'une étendue plus considérable de la peau. La partie qui est exactement couverte par cette croûte ne présente plus d'issue, non-seulement aux cheveux, mais encore à l'émission de la substance qui l'a formée, puisque les orifices d'où s'échappait l'exhalation se trouvent hermétiquement bouchés; alors cette perspiration est contrainte de s'exécuter plus abondamment par les ouvertures les plus rapprochées, aux confins même de cette croûte : la condensation compose un produit de même nature qu'elle, le joint à elle, et elle voit augmenter ainsi peu à peu son étendue. Il ne faut pas croire non plus que l'engorgement des vaisseaux exhalans, l'obstacle imposé à l'action des absorbans, soient indifférens, et qu'ils ne puissent être accompagnés d'aucun danger, ni finir par faire éclore de véritables affections que l'on aurait pu facilement prévenir.

Nous n'avons trouvé nulle part la description de la crasse membraneuse; quelques mots de Lorry semblent s'y rapporter, mais ils sont immédiatement suivis de particularités qui lui sont trop étrangères. Elle n'est pas très-commune du reste, et elle a pu échapper à l'observation. Lorsqu'elle vient s'offrir inopinément, il n'est pas étonnant qu'elle devienne l'occasion de méprises plus ou moins funestes.

On vient de nous confier une demoiselle de douze ans sur qui cette croûte n'a pas cessé de se maintenir depuis sa naissance; elle appartient à des parens aisés qui n'ont mis aucune négligence à chercher les moyens de la délivrer de ce qui leur paraissait une affection grave et extraordinaire. Cette délivrance n'est point encore obtenue. Elle a la tête entièrement dépouillée de cheveux sur la partie antérieure du sinciput et vers les tempes. Une touffe de quelques cheveux est restée, ce qui est rare, au-dessus du front qui à cette place a une petite proéminence qui n'est pas ordinaire. La croûte diaphane existe toujours par fragmens disséminés sur l'étendue que nous venons de désigner. On a cessé de déployer divers traitemens contre cette crasse qui ne réclamait pas tant d'efforts. On l'a combattue par une certaine pommade de cresson, des lotions sulfureuses, d'autres préparations; et, en dernier lieu, par le frottement d'une brosse répété chaque jour.

Il est résulté de toutes ces médications une irritation réelle dans la région du cuir chevelu; elle se manifeste déjà par des efflorescences qui se multiplieraient bien davantage si on en continuait les causes. Outre l'alopécie éternelle qui dépare la tête de cette jeune demoiselle, très-jolie du reste, on aperçoit déjà çà et là des écailles de la dartre squammeuse sur la surface dépouillée; et, en enlevant quelques fragmens de la croûte diaphane, nous avons découvert au-dessous des tubercules naissans de la teigne faveuse.

On peut juger de l'état où serait bientôt réduite cette enfant par la continuation des traitemens qui ont déjà fait naître ces derniers accidens. L'état d'irritation chronique du cuir chevelu, les affections qui s'y sont déclarées, réclament le secours de notre mode de curation, tandis que dans le principe il aurait suffi d'enlever la croûte diaphane et de laver journellement la tête pour s'opposer à sa régénération. Par ce simple soin on aurait prévenu l'alopécie, et la disparition définitive de la croûte aurait été bien plus promptement obtenue.

Il est certain que, lorsque cette crasse membraneuse est formée, elle s'oppose à l'émission de la substance qui la compose; et, si cette émission est l'expression d'un besoin quelconque d'épuration, on s'oppose à ce qu'il soit promptement satisfait, et il se manifeste plus longtemps du moment que l'on néglige de débarrasser le cuir chevelu de ce qui forme un obstacle à la sortie de ce qu'il expulse au-dehors. La propreté au contraire assure aux vaisseaux exhalans toute facilité pour apaiser ce même besoin par une perspiration abondante que rien n'arrête ; la cause primitive est bien plus promptement apaisée, et peu à peu les soins assidus que l'on accordait d'abord, peuvent se ralentir et se supprimer enfin entièrement.

Une irritation entretenue, par le séjour de cette crasse sur le derme, peut continuer et augmenter même l'énergie de l'action exhalante qui la produit. Pour combattre sa formation avec avantage, il est parfois encore utile de joindre aux soins de la propreté le secours de quelques lotions adoucissantes, et même l'application de quelques corps gras, propres à détruire ou à modifier l'irritation cutanée. Cette précaution est aussi convenable à la crasse laiteuse.

Quoique les deux croûtes que nous venons de décrire ne soient pas la conséquence d'un état pathologique du cuir chevelu, elles nous ont semblé se recommander comme des appendices indispensables à l'histoire des véritables exanthèmes désignés sous le nom de teigne. La connaissance de leur formation et de leur nature présente quelque intérêt, et celle de leurs caractères distinctifs est très-importante, puisqu'elle est destinée à empêcher qu'on ne les confonde avec des affections réelles et souvent opiniâtres. Les dangers qui entourent des médications de tout genre, auxquelles une telle méprise peut forcer à recourir, commandaient de ne pas passer trop légèrement sur ces simples croûtes porrigineuses.

L'amour qu'on a pour ses enfans s'alarme non-seulement de ce qui peut nuire à leur santé, mais encore de ce qui peut porter atteinte à leurs grâces extérieures. Si ce que nous venons de dire a pour résultat de conserver, dans quelques familles de plus, la satisfaction de ne pas voir dépouiller des êtres bien chers d'une parure naturelle, et surtout de prévenir l'invasion de maux que la nature ne les a point condamnés à souffrir, nos efforts auront obtenu leur plus douce récompense.

DIFFÉRENCES

ESSENTIELLES

QUI EXISTENT ENTRE LES DIVERSES TEIGNES.

Nous avons terminé l'histoire particulière de chacune des efflorescences que l'on a désignées sous le nom générique de teigne; c'est à ce titre qu'elles ont été soumises, dans les hôpitaux, à nos soins et à notre observation. Nous avons en outre donné quelques explications sur deux croûtes purement porrigineuses, qui trop souvent ont été prises pour de véritables affections, qui rentraient dans le genre des premières, ou que l'on prenait positivement pour l'une d'elles : cette erreur a contribué à les faire entrer dans le cercle de nos attributions, au-delà duquel nous nous sommes fait un devoir scrupuleux de ne pas nous aventurer.

S'il convient maintenant de porter en arrière quelques regards sur la route que nous venons de parcourir, ils doivent chercher à reconnaître si les intervalles qui en divisent l'étendue, sont assez bien marqués pour qu'on ne puisse les confondre. On a considéré les teignes comme les diverses manières dont se développait une affection unique; nos efforts ont tendu à décomposer cet amalgame erroné. La revue de tout ce que nous avons dit doit donc avoir pour but de faire ressortir les différences qui existent entre ces divers exanthèmes, comme essentielles plutôt que comme accidentelles, et de ne plus les grouper ainsi sous un principe générique d'où découlent des considérations universelles, et en même temps des méprises sans nombre, auxquelles nous avons eu pour tâche de porter une atteinte mortelle.

Il serait impossible de donner quelque vogue et quelque durée à un système, s'il n'était appuyé sur quelque chose de vrai. L'erreur absolue, l'absurdité ne saurait lancer avec quelque succès une doctrine, non-seulement au milieu des hommes instruits, mais même parmi le vulgaire; il lui faut au moins un point d'appui véritable sans lequel elle ne peut avoir qu'un instant pour paraître et s'évanouir. Lors donc que l'expérience, par des secousses multipliées, vient ébranler un système établi, sachons le respecter encore, il renferme au moins quelques parcelles de la vérité; efforçons-nous de les reconnaître, et, en y ajoutant celles qui nous sont propres, contentons-nous de retrancher l'alliage erroné.

C'est un inconvénient fâcheux que celui qui résulte de l'orgueilleuse ambition qui nous entraîne, non à mieux faire, mais à paraître mieux faire que les autres. Elle se hâte de détruire de fond en comble l'édifice dont il aurait suffi de changer quelques étais pour en assurer la solidité; elle lui en substitue un autre brillant de nouveauté, mais qui ne repose pas sur un plus grand nombre de colonnes inébranlables, et qui ne peut avoir plus de droits à une existence moins éphémère.

Nous n'avons ici qu'à nous occuper des erreurs théoriques; il est inutile d'insister sur celles qui en ont été la conséquence dans la pratique, elles sont faciles à imaginer. Si le faux est toujours mêlé avec le vrai, que la rapide récapitulation à laquelle nous allons nous livrer ait pour but d'opérer un salutaire triage, et de restituer à chaque teigne ce qui lui appartient en l'arrachant à celles à qui on l'a indûment attribué.

Des faits nombreux, irrécusables, attestaient que quelques teignes étaient le résultat d'un certain état des fluides qui sont les principaux agens de l'organisation ; que leur répercussion était suivie de métastases funestes, que la santé était soudain troublée par le moindre ralentissement dans l'émission qui en formait l'efflorescence, à moins qu'il ne coïncidât avec l'heureuse dérivation que déterminait une autre évacuation, soit naturelle, soit artificielle, et l'on a conclu que la teigne était produite par un effort salutaire, par lequel la nature bienveillante purifiait notre enfance de nos souillures originaires. De là le conseil de ne pas guérir ce qui n'était pas une maladie réelle, espoir imprudemment donné d'une guérison que devait amener la cessation du besoin d'épuration ou l'arrivée victorieuse de la puberté : tout cela était vrai en ne l'appliquant qu'aux teignes muqueuse et granulée, et devenait faux en l'appliquant surtout à la teigne faveuse.

Les accidens imprévus qui viennent émouvoir la sensibilité au point de faire éclore, en peu de jours, la teigne furfuracée et la teigne amiantacée principalement, sont-ils donc amenés par la Providence exprès pour déterminer une épuration salutaire de la lymphe; et, pour échapper aux dangers d'une affection gastrique ou pulmonaire, faudra-t-il attendre de tomber dans un précipice, ou de se trouver au milieu des horreurs d'un massacre?

Pour obvier aux dérangemens qui peuvent survenir dans la santé, pendant le jeune âge, faudrait-il livrer son enfant à la contagion du favus dont on essaiera vainement ensuite de le délivrer même à l'aide des plus atroces tortures? Et comment peut-on se décider à croire que la nature a fait dépendre la conservation de son ouvrage de la proximité d'un foyer d'où cette hideuse affection pourrait s'élancer?

Représentons-nous donc de nouveau la teigne faveuse avec sa couleur de soufre, la dépression centrale de ses tubercules, comme une affection folliculeuse, susceptible de se développer par l'influence de la contagion, par l'action des diverses circonstances au milieu desquelles nous avons remarqué qu'elle prenait aussi naissance. Disons qu'elle est une véritable maladie, dont la guérison doit être ardemment recherchée, parce qu'elle acquiert promptement une grande intensité; qu'elle désorganise le cuir chevelu et le tourmente par des lésions consécutives de tout genre, qu'elle le dépouille d'un ornement naturel auquel elle substitue de hideuses cicatrices. Répétons qu'il faut se hâter d'en délivrer les enfans, parce qu'on prévient ainsi le danger qu'elle ne devienne en eux constitutionnelle, et qu'elle ne compose un triste héritage qu'ils ne pourront éviter de transmettre à leurs descendans; qu'elle peut nuire à leur développement physique et moral en intervertissant les lois de l'organe cutané, sur lequel elle s'étend et rampe aussi, *serpitque per artus;* elle y détermine des irritations très-graves et très-étendues qui le dénaturent et s'opposent à la régularité de ses fonctions qui ne peuvent sans danger voir troubler leurs relations intimes avec la vie intérieure. Cette destruction si précieuse sous tant de rapports n'est suivie d'aucun danger, nous en donnons pour garans et pour preuve la foule innombrable de malheureux que nous en délivrons dans les hôpitaux et qui n'accompagnent notre traitement d'aucunes précautions que l'aisance qui leur manque pourrait faciliter. Cette affection n'est point une dépuration d'aucun des fluides vitaux; elle est au contraire une véritable infection, à moins que l'on ne trouve aussi quelque vertu dépurative dans la syphilis.

Nous ajouterons ici, sur la propriété contagieuse du favus, quelques faits nouveaux que nous n'avons pu placer à la suite de ceux que nous avons cités lorsque nous examinions cette question, parce qu'ils se sont présentés à nous après que l'impression de cet ouvrage était déjà avancée.

Les planches dont nous avons cru nécessaire de faire accompagner la description des diverses teignes, sont dues au talent de M. Zwinger, gendre de mon frère; il a mis le plus grand soin à retracer fidèlement la nature. Les malades ont été placés sous ses yeux; il a peint les efflorescences telles qu'elles se présentaient. En disposant convenablement une petite fille de cinq ans, dont le corps était couvert de croûtes faveuses, quelques parcelles de poussière de cette teigne se sont fixées au milieu de la villosité qui recouvre la dernière phalange du petit doigt de la main gauche. Un prurit se fit sentir à cette place, qui est devenue de plus en plus érythémateuse. Une sensation de cuisson y a acquis une intensité toujours croissante. Enfin le dix-huitième ou vingtième jour, quelques petits points jaunes se sont manifestés sur cette aréole enflammée; avec la loupe, on distinguait à leur cintre la dépression en godet. Ces tubercules naissans enlevés, il s'en développait de nouveaux le lendemain. Ainsi la teigne faveuse s'est bien ici introduite dans les follicules avec la poussière tuberculeuse, car il ne serait pas possible d'en rapporter l'origine à une cause interne.

Dans le même temps, dans des circonstances semblables, le favus s'est développé sur une place de même étendue, aussi à la main gauche de mon petit-fils, âgé de douze ans.

Nous n'insisterons plus sur cette vérité, dont il est si facile à tout le monde de se convaincre; nous ajouterons seulement un fait de communication à laquelle nous avons eu recours, dans un but utile.

La famille T..., à laquelle nous sommes uni par une ancienne amitié, a un fils de treize ans, qui, depuis sa première enfance, était la proie d'une dartre squammeuse humide, opiniâtrément fixée à la tête. Tous les traitemens usités contre cette affection avaient été sans succès, et plusieurs fois on nous avait pressé d'entreprendre sa guérison. Malgré notre répugnance à nous charger de toute maladie qui ne fait pas partie de celles que nous soignons habituellement, nous avons dû céder aux instances de l'amitié. Cet enfant a donc été laissé à Paris dans une maison où nous plaçons les malades que l'éloignement de leur famille empêcherait de suivre exactement notre traitement et de recevoir nos soins assidus. Après avoir vainement essayé de continuer les prescriptions des médecins qui avaient donné leur avis sur ce jeune malade, nous nous sommes hasardé à tenter une diversion utile, en faisant éclore le favus sur cette tête tourmentée par une dartre rebelle; en conséquence, nous l'avons frottée à deux reprises avec de la poussière faveuse. Un mois après, en revenant d'un de nos voyages, nous avons trouvé le favus développé sur plusieurs points; à mesure qu'il avançait, la dartre se retirait et semblait battre en retraite devant un ennemi redoutable. Dans l'espace d'un mois la dartre a entièrement disparu; nous avons ensuite attaqué le favus, et nous venons de rendre cet enfant, parfaitement guéri, à sa famille.

A côté de la teigne faveuse, nous avons placé une autre affection folliculeuse que l'on a renvoyée à notre traitement dans les hôpitaux; nous l'avons appelée tondante pour exprimer l'effet qu'elle produit et qui la révèle principalement aux regards, car du reste elle serait presque inaperçue, tant est peu considérable la saillie et le développement des cryptes sébacées. Comme la première, elle est contagieuse et susceptible de se transmettre avec la vie par la génération. Comme elle, elle a une durée très-longue dont nous n'avons jamais vu la fin naturelle ; elle exerce son influence jusque dans la matrice de l'ongle à qui elle impose une déformation qui a de l'analogie avec celle qui est due au favus ; sa guérison n'est suivie d'aucun danger. Purement locale pendant long-temps, elle n'éprouverait aucun trouble des dérivations, ni des médications qui peuvent réussir dans d'autres circonstances.

La teigne amiantacée n'est certainement pas le produit d'une dépuration quelconque, mais bien d'une affection qui s'est fixée après la crise, causée par des impressions morales très-violentes, et quelquefois aussi après le déplacement du siége de la teigne furfuracée qui s'est permuté en celui dont l'inflammation nécessite désormais l'alongement de la gaîne membraneuse des cheveux et l'émission d'un fluide qui se dessèche promptement et les tient agglutinés, mais dont la nature et la source sont encore couvertes de quelque mystère.

On peut considérer de la même manière la teigne furfuracée, souvent produite par les mêmes causes; son siége est peu profond et son séjour sur le cuir chevelu n'est nullement nécessaire. Mais il faut raisonner tout différemment au sujet des teignes muqueuse et granulée. C'est à elles qu'il faut restituer tout ce que l'on a à tort attribué aux précédentes. Il est très-facile de les déplacer, d'en obtenir la répercussion, et cette facilité indique la liaison qui les unit aux fluides lymphatique et sanguin. L'épuration se faisant ici de la manière la moins dommageable, on chercherait en vain, et jamais sans danger, à établir une autre dérivation plus douce et plus avantageuse. La médecine offre au surplus tous les moyens de répondre aux diverses exigences de tous les cas qui peuvent se présenter pendant le cours de ces deux émissions naturelles et bienfaisantes; il ne faut leur opposer aucun obstacle. Nous avons les premiers indiqué la périodicité à laquelle elles sont soumises lorsqu'elles sont bénignes et passives; mais elles peuvent devenir continues et actives. Il faut alors porter remède à l'irritation locale du cuir chevelu, qui est presque toujours la cause de cette augmentation d'intensité, et si elle est produite par un besoin permanent et plus énergique de l'épuration intérieure, il est prudent de ne pas laisser joindre la première cause à cette dernière.

La même confusion a présidé à tout ce que l'on a dit de la contagion de la teigne; le favus en a fait attribuer la propriété aux autres exanthèmes, et ces derniers la lui ont fait refuser à son tour. De là, crainte chimérique qu'ont inspirée des teignes qu'il est impossible de transmettre d'une tête sur une autre, et confiance imprudente qui a facilité la propagation de celle qui, sous tous les rapports, est la plus redoutable.

Ce rapide tableau présente sur-le-champ tout ce qui peut éclairer les praticiens dans l'examen des teignes et prévenir les erreurs dans lesquelles ils ont pu tomber en envisageant, sur la foi des auteurs, des affections si différentes comme susceptibles de se réunir sous des applications générales.

Pour compléter le parallèle qui fait ressortir les différences essentielles qui séparent les teignes les unes des autres, il convient de rechercher dans quelle proportion numérique elles se manifestent. On verra combien est fréquente celle qu'il est si important de combattre, à raison de ses suites funestes et de sa propriété contagieuse.

Il résulte du relevé des registres des hôpitaux et de ceux de notre pratique particulière, arrêtés dans le mois de janvier dernier, que nous avons traité et guéri trente-neuf mille sept cent dix-neuf individus atteints de la teigne. Comme chaque malade a été inscrit avec la désignation de l'espèce de teigne dont il cherchait la guérison, nous avons pu nous assurer quelle était la proportion de chaque espèce comparativement à chacune des autres. Nous avons trouvé vingt-neuf mille six cent dix-sept faveuses, quatre mille quatre cent soixante-dix-sept granulées, trois mille cent trente muqueuses, deux mille deux cent quatre-vingt-six furfuracées, cent douze amiantacées, quatre-vingt-dix-sept tondantes.

Ainsi sur cent teignes il s'en trouve soixante-quinze faveuses, onze granulées, sept muqueuses, six furfuracées; et on ne rencontre que deux ou trois amiantacées et tondantes sur mille. Telle est la véritable proportion dans laquelle se montrent les teignes. Le nombre qui nous a servi à l'établir est assez considérable : on la trouvera telle dans la pratique;

mais, absolument parlant, il n'est pas facile de la déterminer sûrement.

Les individus atteints du favus se présentent ordinairement long-temps après en avoir attendu la guérison naturelle. L'on conçoit que la même attente peut voir arriver la guérison des autres, surtout de la teigne muqueuse et granulée ; et elles doivent conséquemment se présenter avec moins de fréquence dans les hôpitaux. Les malades n'y sont amenés que lorsque ces affections sont devenues très-intenses ; et c'est aussi ce qui a contribué à ne pas laisser reconnaître la périodicité qui leur est propre dans leur bénignité native. Dans les campagnes la teigne granulée est très-commune, mais elle n'effraie personne, et on n'en cherche point la guérison. On est accoutumé à voir sur les enfans ce qu'on appelle vulgairement la gourme. Malheureusement il arrive trop souvent qu'on prend pour elle ce qui n'est point une affection salutaire et dépurative, et, en se reposant sur une erreur trompeuse, on laisse acquérir au mal une intensité redoutable.

La teigne faveuse, non-seulement par tous ses autres caractères, mais encore par la fréquence de son apparition, doit être regardée comme la reine des teignes. *Aliquando sicca est et prorsus arida, quæ verè tinea dicenda est.* (LORRY.)

C'est sa destruction qui intéresse le plus sérieusement la population tout entière. C'est elle que nous sommes heureux d'avoir trouvé le moyen de guérir à tous ses degrés de développement. Les autres n'exigeaient pas une découverte nouvelle, étant les unes faciles à traiter, les autres extrêmement rares: elles ne réclamaient pas une bien vive sollicitude, comme celle que l'on doit accorder à un besoin général.

L'on peut donc juger du mérite d'une assertion qui nous a étonné dans un ouvrage nouvellement publié sur les maladies de la peau, par deux élèves de M. Biett. Tout en rendant justice à l'efficacité de notre méthode de traitement, ils ont avancé que nos succès ne seraient pas si nombreux, si l'on réduisait le nombre des maladies que nous avons traitées aux teignes proprement dites, *porrigo favosa* et *porrigo scutulata*. Nous en aurions toujours guéri trente mille, comme on vient de le voir. Ce n'est même, nous le répétons, que contre l'affection faveuse que nous avons la prétention de lutter victorieusement par une méthode qui nous est propre, quoiqu'il soit nécessaire d'y recourir dans bien des circonstances qui se présentent pendant la marche des autres teignes. Quant à ces dernières, nous ne devons qu'à l'habitude et à la connaissance qu'elle nous a donnée, l'avantage de ne pas les confondre, d'en saisir toutes les phases, et de les traiter de la manière la plus convenable.

INFLUENCE

RESPECTIVE

DE CHAQUE TEIGNE

SUR LES PHÉNOMÈNES GÉNÉRAUX

QUI LES ACCOMPAGNENT.

Il est des accidens qui, pour l'ordinaire, accompagnent la marche et le développement des teignes, et que l'on pourrait soumettre à des considérations générales; mais elles ne seraient pas toujours d'une justesse parfaite. La nature propre de chacune de ces affections se révèle jusque dans les moindres symptômes qu'elles font naître.

Quel que soit le siége principal où se fixe le stimulus qui détermine spécialement la manifestation d'un des exanthèmes teigneux, l'on conçoit que les couches dermiques environnantes et les organes qui y sont implantés doivent recevoir une impression coïncidente qui part du foyer primitif. L'irritation secondaire peut s'étendre, et devenir de plus en plus générale, à mesure que l'affection essentielle augmente d'intensité. La vitalité de tous les vaisseaux qui aboutissent à la périphérie et qui composent l'admirable tissu cutané, reçoit une sur-excitation qui appelle en eux l'affluence des liquides qui leur sont propres. De là érythème que décèle l'état inflammatoire, engorgement qui donne lieu à la tuméfaction de la peau, démangeaisons, douleurs sourdes, symptômes qui, avec une grande analogie, n'en conservent pas moins des rapports avec la spécialité et la violence de l'affection qui les détermine.

Lors même que le siége d'une teigne est superficiel, il constitue toujours un stimulus qui, demeurant fixé à la même région, y appelle les humeurs de toute espèce. Ce serait néanmoins errer que d'appliquer avec trop d'étendue ce principe. La teigne tondante, par exemple, exerce son empire dans les cryptes sébacées sans imposer à leur volume un développement capable de léser trop violemment les parties qui les entourent; elle n'entretient qu'une irritation légère, qui donne à peine lieu à un léger prurit : elle est circonscrite à la dimension de la tonsure; mais, lorsqu'elle a envahi toute la tête, la peau de cette région se trouve endurcie, et elle doit éprouver un tel dérangement dans ses lois d'absorption et d'exhalation, qu'il est facile d'entrevoir les dangers qui peuvent le suivre, quoique l'expérience ne les ait pas encore constatés.

La teigne amiantacée, qui ne doit prendre son nom que lorsqu'elle se montre avec tous ses caractères, et non immédiatement au milieu des symptômes violens de la crise qui la précède, et qui pourrait se résoudre en plusieurs autres affections, se fixe à un siége particulier d'où la sortie de son produit n'est point trop contrariée. L'irritation qu'elle détermine est peu considérable, et la turgescence qu'elle occasione donne lieu à un suintement qui n'est pas de longue durée et qui laisse bientôt l'efflorescence entièrement sèche.

La teigne furfuracée la plus superficielle de toutes, mais agissant directement sur une des couches du derme, est susceptible de donner lieu à une phlogose plus étendue qui ne peut devenir trop violente, sans déplacer son siége et le permuter en celui de la teigne amiantacée. L'augmentation dans l'intensité de l'inflammation de la couche albide superficielle accélère sa sécrétion, et rend plus abondant l'écoulement du fluide qui compose les parcelles furfuracées.

Cette tendance, que l'inflammation manifeste ici à se déplacer dans une direction descendante, ne se présente plus, en partant de la teigne amiantacée ni même de la faveuse, pour descendre à la teigne muqueuse et à la granulée. On ne peut en être étonné lorsqu'on songe à la ligne de démarcation qui range dans une classe à part ces deux dernières affections; quoique fixées plus profondément, leur origine n'est point due à une forte inflammation; et leurs causes primitives étant toutes internes, elles ne sauraient éclore sans elles. Dans tout autre cas, l'excitation des vaisseaux d'où s'échappe leur matière, donne lieu à une excrétion moins abondante qui n'est autre chose que les diverses substances ichoreuses qui se mêlent au produit des teignes supérieures, et qui font naître les accidens pustuleux et vésiculeux, qui apparaissent parfois au milieu de leurs symptômes caractéristiques.

Nous avons souvent vu la teigne muqueuse, lorsqu'elle est ancienne et qu'elle ne se continue point en devenant granulée, imprimer au cuir chevelu une irritation qui se manifestait par l'apparition de l'*herpes squammosus madidans*, dartre squammeuse humide, de M. Alibert. Cette nouvelle efflorescence ne tardait pas à s'étendre sur les membres supérieurs et sur le tronc. Nous n'avons pas à nous expliquer sur la nature de cette affection; nous dirons seulement que nous en avons obtenu la guérison en même temps que celle de la teigne qu'elle commençait à remplacer sur plusieurs points.

Un effet général de toutes les autres teignes est de modifier la vitalité du sol où sont implantés les follicules sébacés, de manière qu'ils finissent très-souvent par y puiser le germe du développement qui constitue le favus. Ainsi, soit que ces organes reçoivent une excitation qui dérange les lois de leur action sécrétoire, de manière à ce qu'elle compose un produit extraordinaire, soit que ce produit soit la conséquence nécessaire de la modification préalable de la substance qui devait former la matière sébacée, et que les follicules n'ont pu absorber que telle qu'elle se trouvait préparée dans l'épaisseur du derme placé dans des conditions anormales, il est certain que toutes les teignes sont susceptibles de donner naissance au favus. Nous ne pouvons en exempter que la teigne tondante sans prétendre qu'elle n'a pas cette propriété ; mais sa rareté ne nous a encore présenté aucun fait qui pût nous éclairer sur ce point.

Le favus ne devient apparent qu'après que les teignes qu'il remplace sont parvenues à une siccité parfaite. Il ne faut pas croire que l'affection folliculeuse soit enfantée seulement à cet instant, ni que ce soit son développement qui fasse disparaître les autres exanthèmes teigneux; elle peut exister depuis long-temps sans qu'on ait le moyen de s'en assurer. En effet, si l'on se rappelle ce que nous avons dit des applications de corps gras et émolliens sur une tête en proie au favus, on ne sera pas étonné que les matières ichoreuses de ces affections n'aient eu pareillement le pouvoir de décomposer la matière sébacée, dégénérée à mesure qu'elle se formait, qu'elles ne l'aient incorporée avec elles-mêmes et entraînée par leur écoulement. Lorsque le produit des autres teignes commence à se dessécher, un seul coup-d'œil nous fait reconnaître si ce phénomène s'est opéré; la matière desséchée présente une légère nuance qui indique le mélange de la substance faveuse liquéfiée; mais l'adhérence de cette même matière sur la place où le favus est né, adhérence qui n'a pas lieu ailleurs, est un indice sûr qui révèle que la substance du favus s'est mêlée aux produits de ces teignes jusqu'au moment où elle a été contrainte de s'endurcir et de s'amonceler par le dessèchement des sources voisines qui lui rendaient la fluidité dont elle était privée. Ainsi, quoique la matière folliculeuse ait été sécrétée avec toutes les conditions propres à produire le favus, elle n'a pu se manifester sous sa forme propre qu'après la disparition de toute humidité; alors le favus ne fait pas fuir les autres teignes, mais il se montre parce qu'elles fuient.

La fixation au cuir chevelu d'un stimulus puissant, qui agit sur des dimensions considérables, appelle vers cette région les humeurs qui se hâtent d'y affluer par tous leurs canaux, et entretient une irritation et un foyer de douleurs perpétuelles, qui, soumis du reste aux variations qui résultent de la nature de chaque teigne et de leur degré d'intensité, produit la tuméfaction des ganglions lymphatiques qui se fait remarquer sur les sujets qui sont en proie à une de ces affections un peu considérables. Ce dernier phénomène ne doit pas être considéré d'une manière générale; il faut le référer à l'exanthème qu'il accompagne, car il en reçoit une influence directe qui ne permet pas de le confondre avec celui qui est déterminé par les autres.

Ainsi quoique la tuméfaction des glandes cervicales et occipitales soit un phénomène qui puisse appartenir à toutes les teignes, il est encore indispensable de faire des distinctions commandées par l'influence directe de chaque affection qui l'a déterminé.

Toute irritation locale, parvenue à un certain degré d'intensité, nécessite la tuméfaction des glandes lymphatiques qui lui sont le plus voisines. Un vésicatoire appliqué et entretenu sur la tête agirait de la même manière qu'une teigne, pour amener le développement des ganglions lymphatiques qui existent à cette région. En général, on ne doit voir dans ce symptôme aucun autre indice que celui de la douleur locale, et l'on peut avec assurance dire comme Lorry : *Glandulæ ad occiput lymphaticæ intumescunt, non criticè, non depuratoriè, sed mali communicatione.*

L'irritation, dans le favus, est surtout déterminée lorsque les tubercules sont parvenus à un certain degré de développement. L'épaisseur du derme se trouve remplie de corps devenus étrangers pour lui par leur altération et leur prodigieuse extension; une phlegmasie intense en tourmente toutes les couches. A une pareille époque, les glandes les plus rapprochées du siége de la douleur se tuméfient par une sympathie où les nerfs doivent jouer le principal rôle. Il résulte de ce trouble une stimulation générale à cette région, qui donne aux humeurs une direction à laquelle elles sont fidèles. Il est probable qu'une pareille turgescence doit finir par ne pas être sans influence sur l'engorgement des ganglions lymphatiques. Il n'est pas rare de voir ces derniers s'enflammer, s'ulcérer et donner lieu à des suppurations qui simulent à s'y tromper l'affection scrofuleuse; mais, dans tous les cas, les engorgemens, lorsqu'ils n'ont pas ce dernier vice pour cause principale, diminuent à mesure que les teignes avancent vers leur guérison, et ils disparaissent entièrement avec elles.

Si la turgescence des humeurs, à un siége voisin de celui des glandes, n'agit pas directement sur leur tuméfaction en les engorgeant, elle agit du moins indirectement par l'irritation locale qu'elle détermine à son tour. Ainsi dans le cas du favus, bien que l'irritation produite par le développement des follicules soit assez grave, elle se complique encore de celle qui résulte de l'affluence humorale, qui ne trouve pas facilement à s'échapper au dehors, si ce n'est d'une manière insuffisante, de temps à autre, à l'aide de quelques lésions accidentelles et toujours éphémères. Le favus entretient donc des causes qui commandent impérieusement la tuméfaction glanduleuse; aussi est-elle toujours plus grave lorsqu'elle se manifeste sous l'influence de cette affection.

Il est évident que cette tuméfaction ne peut pas précéder l'invasion ou la manifestation du favus, et qu'elle ne peut survenir qu'après qu'il a déterminé l'irritation locale qui peut la faire naître; mais le contraire arrive à l'égard de la teigne muqueuse et de la teigne granulée. La différence de nature qui existe entre ces deux genres de teigne se révèle dans cette circonstance.

Ainsi, lorsque la lymphe ou le sang tendent à se débarrasser à la périphérie d'un superflu nuisible, ce superflu est poussé dans les extrémités de la circulation de ces deux fluides. La turgescence qui s'y établit alors détermine une irritation locale, qui nécessite les lésions tégumentaires qui livrent passage à la matière de l'efflorescence. Cette irritation préliminaire à l'éruption répond à celle qui suit le développement du favus, de sorte qu'elle nécessite aussi la tuméfaction et l'engorgement des glandes avant que rien se soit encore montré à l'extérieur. Du moment que les matières, expulsées par une force conservatrice, auront des issues qui leur permettront de s'écouler sans effort, la douleur locale deviendra moins intense, les symptômes qui l'attestaient seront aussi moins graves. L'on reconnaît ainsi l'influence respective de la nature de chaque teigne sur ce phénomène glanduleux, qui semble, au premier coup-d'œil, leur appartenir en général sans aucune différence. Ce principe peut être facilement appliqué aux autres espèces dont on connaît aussi la nature et le degré d'irritation qu'elles peuvent déterminer; il est donc inutile de nous en occuper sous ce rapport.

La turgescence humorale, secondairement déterminée par le favus, doit aussi être prise en considération, et l'on conçoit qu'il serait possible d'exercer sur elle une répercussion qui pourrait avoir quelques inconvéniens, mais jamais comparables à ceux qui suivraient la répercussion des teignes muqueuse et granulée. Au surplus les causes déterminantes ne sauraient être enlevées brusquement.

Ce danger de répercussion n'est donc pas à craindre dans ce cas, lorsque l'on songe que le traitement exige un certain laps de temps, et que l'on n'avance vers la guérison que progressivement. Rien ne s'oppose au surplus à ce que l'on remédie directement à cette turgescence par des dérivations salutaires, qui peuvent en adoucir les effets en restant toujours impuissantes contre l'affection principale.

L'action des teignes sur les phénomènes consécutifs, nous le répétons, n'est jamais tellement générale que ce que l'on dit de l'une puisse s'appliquer directement à une autre; cette vérité, qui rend de plus en plus évidente la nécessité de ne pas les confondre, mais au contraire de les maintenir dans une entière individualité, se révèle jusque dans la manière dont elles influent sur la sensibilité morale. En faisant abstraction de ce que la crainte et la honte peuvent inspirer aux malades, d'après leur âge, leur position et leur caractère, il restera toujours une cause purement physique qui devient manifeste surtout dans l'enfance, où l'action de l'ame n'est point facilitée par l'intelligence et par des pensées toutes de relations.

Outre les douleurs que les teignes peuvent déterminer et qui sont susceptibles d'affecter moralement les malades, chacune de ces affections agit sous ce rapport d'une manière différente.

Les teignes muqueuse et granulée, que nous regardons pour ainsi dire comme la même affection, lorsqu'elles sont abondantes et qu'elles ne se ralentissent point dans leur marche par la rencontre inopportune d'un obstacle funeste, loin d'attrister les enfans, leur rendent la gaieté en les délivrant du malaise qui accompagnait la difficulté imposée à l'effort de la nature pour expulser au dehors un superflu qui dérangeait son économie. Néanmoins, lorsque ces deux affections dépassent leur premier degré de bénignité, et qu'elles sont accélérées par une irritation locale trop forte, la tristesse peut devenir leur ouvrage par l'affaiblissement qui suit des pertes excessivement abondantes; elles deviennent alors des causes semblables aux autres exanthèmes.

La teigne faveuse, lorsqu'elle est parvenue à établir sur le cuir chevelu une irritation très-étendue et très-profonde, jette les malades dans une espèce de stupeur dont la tristesse est un degré moins avancé. Bien des causes concourent à cet abattement moral; des douleurs violentes et continuelles, l'altération du cuir chevelu, qui, par le développement et la turgescence de toutes ses parties, froisse les papilles sensibles et les tient imprégnées de matières âcres et irritantes. Cet état de l'ame exige des précautions dont l'absence est souvent funeste. Il faut éloigner tout ce qui peut l'accroître et l'aggraver. Nous avons souvent remarqué que les enfans qui étaient soudain arrachés aux habitudes domestiques, et privés des soins de la tendresse maternelle, le premier de tous les biens pour eux, même au sein de la misère, après leur admission au rang des teigneux à l'hôpital de l'Enfant-Jésus, devenaient la proie d'une sombre tristesse qui leur amenait promptement la mort que n'appelait point l'exanthème qui s'était manifesté sur eux. Lorsque nous avons observé à temps le commencement de cette mélancolie funeste, nous avons exigé de tout notre pouvoir que les enfans fussent rendus à leurs parens. Présentés ensuite au traitement externe du bureau central ou de Saint-Louis, ils ont obtenu, comme les autres, une prompte guérison. Ainsi la faveur que quelques parens obtiennent de placer leurs enfans teigneux dans les hospices est souvent fatale; ils ne devraient être ouverts dans ce cas seulement qu'à ceux qui sont sans asile. On est forcé de tenir ces enfans dans des habitudes sédentaires qui contribuent à les attrister. Le mouvement, la distraction, les jeux de leur âge, dans une cour ou un jardin, seraient des médications puissantes, et qui suffiraient pour prévenir le marasme qui en enlève un grand nombre.

La teigne amiantacée, la teigne furfuracée, nous l'avons dit déjà, sont particulièrement accompagnées de la mélancolie; le souvenir de l'événement qui les a pu faire naître peut contribuer à entretenir l'impression morale; mais il est impossible de ne pas reconnaître aussi une cause physique qui ne cesse d'agir. Le siége de ces affections est en rapport immédiat avec les papilles nerveuses; par une sympathie bien connue, elles communiquent au système sensible en général la commotion qu'elles reçoivent sans cesse. De là cette tristesse habituelle et cette susceptibilité qui s'affecte si facilement et qui donne lieu à chaque instant aux expressions du chagrin. Peu graves en elles-mêmes, ces teignes exigent des soins moraux qu'il ne faut pas négliger; les distractions, les impressions agréables doivent être multipliées autant que possible autour de ceux qui en sont affectés, pour prévenir des maux bien autrement redoutables.

Après avoir donné avec soin l'histoire de chaque teigne, nous avons cru utile de les faire reparaître de nouveau sous les yeux afin de faire ressortir les différences essentielles qui les divisent, et qu'il est si important de ne pas méconnaître. Nous avons rendu plus faciles à faire impression des considérations qui auraient pu être placées à la tête de cet ouvrage ; nous avons préféré les rejeter à la fin de la relation des faits et des conséquences que nous a présentés notre expérience. Nous avons trouvé d'abord l'avantage de nous servir de la langue commune, d'examiner de nouveau ce qui avait été déjà l'objet d'attentives investigations ; et de la comparaison que nous avons faite, nous avons tiré ce qui peut jeter quelques lumières sur la classification des teignes. C'est au surplus une manière comme une autre de raisonner : il est indifférent de poser un principe, et de le prouver ensuite, ou de faire briller d'abord les preuves qui doivent l'établir, et d'où il doit découler naturellement. Notre tâche a été au surplus moins scientifique que pratique. Nous avons cherché à montrer le côté faible de quelques opinions accréditées et funestes dans leurs conséquences, plutôt que de bâtir un nouveau système. Nous avons travaillé dans un but d'utilité. Nous n'ambitionnons pas d'attacher notre nom à la réformation d'une si faible partie de la nosographie cutanée ; et nous serons assez heureux si nous avons pu présenter quelques données vraies et nouvelles à ceux qu'un grand savoir appelle à jeter des monumens durables dans ce champ de la science, qui offrira long-temps encore à l'émulation une ample moisson de gloire.

DE LA CLASSIFICATION

DES AFFECTIONS QUI ONT ÉTÉ CONFONDUES SOUS LE NOM DE TEIGNE.

Il semble, sous tous les rapports, que la teigne ait été vouée à l'incertitude et à la confusion, car il n'est pas jusqu'à son nom, dont l'origine et la signification ne soient enveloppées de ténèbres.

Le mot *tinea*, employé pour désigner les maladies cutanées que nous avons décrites, n'appartient nullement à la bonne latinité. Un passage de Pline-le-Naturaliste avait fait penser le contraire : il dit que l'iris est très-propre à soulager les enfans qui sont tourmentés par les teignes, *tinearum vitio*. Mais des savans ont démontré qu'il n'entendait pas parler des exanthèmes teigneux, mais d'une affection vermineuse ou pédiculaire.

Au rapport de Guy de Chauliac, médecin très-fameux de l'université de Montpellier, qui publia, en 1363, un ouvrage intitulé *Grande Chirurgie*, dont la traduction fut donnée dans le seizième siècle avec des notes et des commentaires, par Laurent Joubert, médecin ordinaire du roi de France et du roi de Navarre, professeur de l'université de Paris, les docteurs, entre autres Jamier, appelaient cette maladie *tinea*, du verbe *tenere*, pour rappeler sa ténacité qui la caractérise, ou bien encore de *tinea*, ver qui ronge et corrompt le bois, la laine, etc. Plusieurs auteurs ont tenu à cette dernière étymologie, surtout après avoir cru découvrir, à l'aide du microscope, des vers qui, selon eux, rongent les tégumens de la tête et les bulbes des cheveux, comme les chenilles consument les feuilles des arbres et des arbrisseaux, ou comme la teigne mange les étoffes. (Dolæus, *Encyclop. Chirurg.*)

Il est beaucoup plus certain que ce mot a été latinisé dans le moyen âge, et que d'*alvathim*, employé par Avicenne, et *albatim*, par Rhasès, on a fait *thim*, *thimus*, *thima*, *tineus* et *tinea*. Et, chose remarquable! c'est qu'au lieu de se servir du mot que les Arabes avaient employé pour désigner la teigne, on a fait usage de celui qui, d'après la définition qu'ils en ont donnée, s'appliquait à certains ulcères qui se manifestent sur les cuisses avec quelque analogie avec les varices : *sed alvathim sunt ulcera melancholica, quæ apparent in crure ex eâdem materiâ ex quâ fiunt varices.* (Avicenne.)

On trouve pour la première fois dans les anciens traducteurs d'*Hali-Abbas*, les mots *tyria* et *tinea* pour dénommer notre teigne.

Le mot *tinea* se trouve consacré avec cette signification dans les siècles suivans, et il fut constamment employé par Gordonus, Nicolaus Florentinus, Arnaldus de Villanova, et surtout par Guido de Cauliaco, dont nous venons de parler.

Ce serait un travail plus pénible qu'utile de rechercher minutieusement quelles sont les affections qui ont tour à tour été groupées sous ce nom; il est certain toutefois que le favus en a toujours fait partie.

La maladie que les auteurs arabico-latins ont voulu désigner par le mot *tinea* comprenait confusément, chez les Grecs, le favus, les achores et le lactumen, et, lorsqu'elle était parvenue à ses caractères les plus graves, elle était pour eux une lèpre fixée à la tête. Ils lui donnèrent encore une qualification expressive et énergique, lorsqu'elle était d'une couleur éclatante, qu'elle présentait d'horribles aspérités, qu'elle était dure et squammeuse. Ils l'appelaient τας λεπιδας pour rappeler la rugosité de l'écorce de certains arbres, les squammes rudes et épaisses de quelques animaux.

Ce sont les Arabes qui les premiers se sont expliqués d'une manière précise et spéciale sur la teigne. Avicenne la nomme *sahaphati* du mot *sahaph : tabes*, *phthysis*.

Il suppose trois périodes que peut parcourir cette maladie, et qui répondent aux principaux exanthèmes teigneux.

Le *sahaphati* naissant consiste dans une éruption de petites pustules varioliques qu'il nomme *bothor*. Le changement de ces pustules en ulcérations, d'où s'écoule un fluide purulent, constitue ce qu'il appelle *refringi* ou le second degré de la maladie, c'est alors le *sahaphati* humide. On reconnaît ici les achores, et Avicenne avait observé que l'arrivée du froid, qui arrête les transsudations habituelles de l'organe cutané, et nécessite une dérivation extraordinaire, donnait lieu à la naissance de ces exanthèmes, qui n'avaient alors qu'une courte durée. *Multoties apparet in hieme et aufertur velociter*. Nous avons, de plus, indiqué l'approche du printemps comme une cause de leur apparition, dans nos climats où l'hiver est long et rigoureux et où sa fuite livre la nature entière à une effervescence générale. Lorsque la maladie est aride et ancienne, il l'appelle *balkiati*, c'est le *sahaphati siccum* ou notre favus. *Sicca atque antiqua quæ est pessima.* (LORRY.)

On voit que la teigne faveuse, quoique considérée comme un degré plus avancé de la même maladie d'abord humide, ne laissait pas même alors méconnaître ses caractères bien tranchés et sa nature redoutable. Si l'on regardait le *sahaphati siccum* comme le *sahaphati humidum* parvenu à l'ancienneté et à la sécheresse complète, on ne sera pas étonné de cette erreur, car elle était le résultat de l'observation du phénomène que nous avons signalé, et par lequel le favus, venant se manifester immédiatement à la suite des autres teignes, semble naturellement n'être que leur continuation sous de nouveaux caractères.

Guy de Chauliac établit cinq espèces de teignes : *Favosa*, *ficosa*, *amedosa*, *uberosa*, *lupinosa*. L'on reconnaît, à la signification de quelques-unes de ces qualifications, que divers symptômes de la même teigne ont servi à faire plusieurs espèces.

Le vice de cette subdivision de la même maladie fut senti dès le principe. Eust. Rudius, suivant la doctrine d'Avenzoar et d'Avicenne, n'attribue le nom de teigne qu'à une efflorescence crustacée ou squammeuse. Ces cinq espèces furent encore réduites à trois par le célèbre Ambroise Paré, homme né pour observer la nature, selon l'expression de Lorry. Il ne reconnaît que la furfuracée qui fut depuis spécialement appelée porrigineuse, la faveuse qu'il nomme *ficosa*, et les achores qu'il désigne sous le nom de *tinea corrodens*, attribuant à l'écoulement ichoreux et aux ulcérations d'où il sort, une malignité qu'ils ne possèdent pas.

Malgré cette autorité, plusieurs docteurs, entre autres Sennertus et Forestus, continuèrent à admettre cinq espèces.

Quelles que soient les dissidences qu'il est impossible de ne pas rencontrer à tous les âges de la science jusqu'à nos jours relativement aux diverses espèces que l'on a voulu réunir sous le nom de teigne, il est constant que le favus n'a jamais été méconnu, et c'est autour de lui que l'on a toujours groupé un plus ou moins grand nombre d'autres affections que l'on croyait lui appartenir en quelque chose. Une remarque que nous n'avons trouvée faite nulle part, c'est qu'il était parfaitement connu dans une plus haute antiquité, car on le trouve signalé par Moïse dans le troisième chapitre du Lévitique, où il indique les signes qui servent à distinguer une lèpre d'une autre, *lepra à leprâ*. On donnait alors ce nom à une foule de maladies cutanées. Les caractères les plus frappans du favus y sont énumérés. La considération de ses ravages et de sa propriété contagieuse le fit comprendre, par ce législateur, dans la classe des affections qui réclament l'intervention de l'autorité et des précautions de salubrité publique.

Si l'on se rappelle que le favus, lorsqu'il est enlevé, laisse une excavation dans le corps réticulaire, de manière que l'on peut véritablement dire, *humilior locus carne reliquâ*, sa place est plus enfoncée que le reste de la chair, et que l'on songe à la décoloration très-fréquente des cheveux, à la contagion qui le propage, à sa terminaison naturelle par l'alopécie; il sera impossible de ne pas reconnaître qu'il est parlé de lui, d'une manière précise, dans les versets du Lévitique que nous allons transcrire d'après la traduction de Le Maistre de Sacy :

29. Si la lèpre paraît et pousse sur la tête d'un homme

ou d'une femme, ou la barbe d'un homme, le prêtre les considérera.

30. Et si cet endroit est plus enfoncé que le reste de la chair, et le poil tirant sur le jaune est plus délié qu'à l'ordinaire, il les déclarera impurs, parce que c'est la *teigne*, c'est-à-dire la lèpre de la tête et de la barbe.

31. Mais s'il voit que l'endroit de la tache est égal à la chair d'auprès et que le poil de l'homme soit noir, il le renfermera pendant sept jours.

32. Et il le considérera le septième jour, si la tache ne s'est point agrandie, si le poil a retenu sa couleur et si le mal est égal à tout le reste de la chair.

33. On rasera tout le poil de l'homme, hors l'endroit de cette tache, et on le renfermera pendant sept autres jours.

34. Le septième jour, si le mal semble s'être arrêté dans le même endroit et s'il n'est point plus enfoncé que le reste de la chair, le prêtre le déclarera pur, et ayant lavé ses vêtemens, il sera tout-à-fait pur.

35. Si après qu'il aura été jugé pur, cette tache croît encore sur la peau,

36. Il ne recherchera plus si le poil aura changé de couleur et sera devenu jaune, parce qu'il est visiblement impur.

37. Mais si la tache demeure dans le même état, et si le poil est noir, qu'il reconnaisse par là que l'homme est guéri, et qu'il prononce sans rien craindre qu'il est pur.

40. Lorsque les cheveux tombent de la tête d'un homme, il devient chauve, et il est pur.

Nous n'entrerons pas dans des explications et des recherches qui deviendraient fastidieuses, afin d'établir une concordance générale entre les dénominations diverses dont se sont servis les auteurs, et notamment les Anglais, pour désigner les espèces ou variétés des exanthèmes teigneux qui n'ont jamais pu être autres que ceux que M. Alibert a décrits. Ce nom indique une ère nouvelle dans l'étude des maladies de la peau. Ce professeur, qui excelle dans l'art de décrire, a donné le premier en France un élan salutaire à la pathologie cutanée, élan qui ne s'est point ralenti et qu'il vient d'accélérer encore par une impulsion nouvelle. Quel que soit l'éclat que ses élèves puissent jeter un jour sur cette partie de la science, ils ne pourront le faire oublier, et leur gloire ne saura briller sans refléter sur son nom. Pour notre part, nous ne saurions trop reconnaître combien ses descriptions, qui reproduisent la nature par des expressions pleines de vie, nous ont profondément éclairé.

Les lignes de démarcation qui séparent chaque teigne étaient tracées d'une main ferme, on n'a pu les déplacer. Vainement a-t-on voulu faire rentrer quelques teignes dans d'autres affections décrites ailleurs, la teigne furfuracée n'est point l'*herpes squammosus madidans*, ni le πιτυριασις, et l'amiantacée est loin d'avoir la moindre analogie avec toute autre maladie de la peau. Nous avons pris les choses où M. Alibert les avait placées, et nos recherches se sont attachées à la lacune qu'il signalait lui-même, la connaissance du siége des teignes, et par suite celle de leur nature. Un homme ne peut pas seul suffire à tout, mais lorsqu'il a aplani les premières difficultés, ouvert les barrières et indiqué le véritable but des efforts, il ne peut rester étranger ensuite à des résultats qui n'auraient pas été obtenus sans lui. Après avoir enflammé les courages, dirigé tous les mouvemens, un général habile a-t-il moins de droits à la victoire, pour n'avoir pas lui-même renversé toutes les résistances?

Les opinions sur la nature de la teigne ont été vagues et soumises à l'incertitude qui a sans cesse enveloppé cette matière.

Les Arabes et la plupart des auteurs qui ont écrit d'après eux, ont attribué l'efflorescence de cette affection à l'action d'une humeur âcre et corrosive qui se mêlait au sang, et surtout à celle de cette bile noire, *humor melancholicus*, qui n'est plus connue dans la langue médicale de nos jours. Quelques autres ont soutenu qu'elle était le résultat de la corrosion des tégumens opérée par des insectes qu'ils ont prétendu avoir observés à l'aide d'instrumens microscopiques.

Lorry a émis une opinion singulière, mais qui, du moins sous un certain rapport, ne manque pas de profondeur. Selon lui, la trop grande abondance ou la viciation des sucs destinés à l'alimentation osseuse, peut donner lieu à la formation d'une matière gypseuse, terreuse, analogue à la substance des os, laquelle se manifeste à différentes régions et sous des apparences diverses, qui ne cachent que des élémens de même nature, tels que l'analyse chimique les fait reconnaître. C'est à un phénomène de cette nature que se rapporte l'excroissance cornée si considérable chez quelques animaux, laquelle se développe d'une manière normale toutefois et par un mécanisme expliqué par Russel : *Œconom. naturæ in gland.*

Cette exubérance des sucs alibiles destinés aux parties osseuses, donne quelquefois lieu à de véritables excroissances cornées chez les hommes, mais plus ordinairement elle détermine des tubérosités et des nodosités, qui nécessitent la déviation de l'épine dorsale; elle enfante d'autres difformités, en solidifiant des parties qui devaient rester séparées et jouer librement les unes contre les autres. La nutrition osseuse s'opérant avec force sur un point au détriment d'un autre, il en résulte souvent des alongemens extraordinaires ou d'autres défectuosités qui sont en contradiction avec les règles de la nature et les proportions qu'elle suit pour l'ordinaire. Cette exubérance trouve aussi à surgir à l'extérieur, en traversant l'épaisseur des tégumens, et à composer l'efflorescence de la teigne.

Cet élégant et savant auteur ne prétend pas du reste qu'il faille appliquer cette hypothèse avec trop de rigueur à la formation des croûtes teigneuses, mais il semble inviter à approfondir une observation fondée sur la nature. « En effet, dit-il, si l'on donne une attention sérieuse, on verra que la dureté, l'apparence gypseuse, l'insolubilité dans l'eau jusqu'à la putréfaction, le résidu terreux qui en est la suite, sont communs à la substance des os et à celle de la teigne; il n'est pas même rare de trouver, à l'intérieur avec tous ces caractères, des matières semblables dans les glandes et les viscères. »

Des recherches attentives sur la nature de ces matières, qui se développent parfois aux régions internes et présentent une ressemblance si frappante avec les exanthèmes extérieurs, et souvent une coïncidence surprenante, pourraient offrir des résultats trop importans pour qu'on néglige de les obtenir.

Les auteurs plus récens et les praticiens qui sont en réputation, sont loin de s'accorder sur la nature de la teigne, à en juger par ce qui est écrit, et par les prescriptions auxquelles ont été soumis des malades que nous avons traités ensuite. Les uns pensent que l'efflorescence est nécessitée par l'action interne d'un vice qui infecte toutes les humeurs, semblable à celui qui, selon eux, détermine la plupart des autres affections de la peau, et ils le combattent par les médications les plus énergiques. D'autres n'ont pas recours à ces moyens violens, pensant que la teigne n'est qu'une épuration naturelle qu'il ne faut pas contrarier, mais faciliter au contraire, pour la faire arriver plus promptement à son terme. Il en est enfin qui ont soupçonné que les diverses teignes n'étaient pas des variétés de la même maladie, mais ils n'ont rien avancé de positif sur la nature de chacune de ces espèces. Dans cet état de la science sur ce point, les conséquences qui découlent naturellement des observations que notre position nous a rendues faciles, peuvent être suivies de quelque avantage; et si nos faibles moyens ne nous ont pas permis de tirer tout le parti possible de circonstances aussi favorables, et d'arriver à la vérité tout entière, il nous semble du moins que nous avons fait évanouir quelques erreurs et que nous avons commencé à remplir une lacune que nous avions rencontrée absolument vide.

De tout ce que nous avons dit, jaillissent des considérations qui ne seront pas perdues pour la classification des exanthèmes dont nous avons tracé l'histoire.

Lorsque nous avons voulu écrire, il a bien fallu nous prescrire un ordre, un enchaînement d'idées; nous avons dû chercher d'abord à en fixer le premier anneau à la définition du genre dont nous allions nous occuper. Nous nous sommes demandé ce qu'il fallait entendre par le mot teigne, quels étaient les caractères essentiels qui constituent le genre teigneux, dans la nombreuse famille des maladies cutanées; nous n'avons trouvé aucune réponse satisfaisante à des questions si légitimes. C'est pour cette raison que nous sommes entré en matière comme nous l'avons fait, et nous avons purement et simplement décrit d'abord les affections diverses que l'on réunissait sous un genre chimérique.

La nosographie cutanée est loin d'être encore assise sur des bases inébranlables; il n'est pas étonnant que la matière que nous traitons, et qui n'en forme qu'une bien faible partie, ait été soumise à toutes les vicissitudes du système général auquel elle se rattache.

Les notions sur les maladies de la peau que l'on trouve chez les anciens, sont disséminées çà et là; elles ne sont pas soumises à la régularité d'aucun système. Après l'époque où les arts se réveillèrent d'un long sommeil, cette partie de la science fit quelques pas vers la méthode; mais on se borna à classer ensemble un petit nombre de lésions dont le rapport était de toute évidence, et le surplus fut encore traité isolément, sans aucun ordre. Ce n'est que dans des temps plus voisins de nous que la méthode commanda plus impérieusement; mais ses ordres furent encore exécutés avec trouble et confusion.

On divisa d'abord les maladies cutanées en deux groupes qui n'étaient séparés que par une ligne de démarcation purement locale,

Dans le premier se rangèrent toutes celles qui se manifestaient à la tête, et dans l'autre celles qui affectaient les autres parties du corps. On a dit que c'était là la méthode des naturalistes. Ces derniers peuvent sans inconvénient procéder ainsi, mais le pathologiste le peut-il encore dans ce cas, lorsqu'il observe les maladies que l'on attribue exclusivement à la tête, se manifester sur d'autres points éloignés de cette région, notamment celle *quæ verè tinea dicenda est?* Les autres affections à qui l'on assigne pour domaine exclusif les parties inférieures, se montrent aussi à la face et sur le cuir chevelu. Cette observation a été sentie par la justesse d'esprit de M. Alibert, et il a cessé d'appuyer, de son autorité et de son talent, la théorie de Mercuriali et de Turner. Ainsi la région de la tête n'étant plus suffisante pour constituer le genre teigneux, on cherche vainement ailleurs les caractères qui peuvent l'établir; on ne les trouve pas.

Une autre méthode, celle à laquelle Samuel Plumbe a essayé de recourir, consiste à classer les maladies de la peau d'après les parties anatomiques où leur siége se trouve fixé et d'après leur nature. C'est là selon nous la méthode par excellence. Le seul reproche qu'on puisse lui adresser, c'est d'être trop au-dessus des connaissances actuelles. Mais que l'on y songe bien, la méthode n'est pas soumise aux caprices des hommes, elle est indépendante de tout comme la vérité dont elle n'est que la conséquence; nos efforts doivent tendre vers l'une et l'autre; et lorsque les ténèbres qui les cachent à nos yeux sont dissipées, elles se montrent telles qu'elles sont. Jusque-là les nomenclatures ne sont que provisoires, et seulement plus ou moins bonnes à faciliter une marche qui ne doit s'arrêter qu'au but véritable. L'arbitraire est toujours l'indice de l'ignorance; dans la science il est contraire à la vérité, comme dans l'économie politique il est contraire à la justice. Si la faiblesse humaine et la nécessité forcent parfois à recourir à lui, que ce soit de la manière la plus précaire. Gardons-nous de l'entourer de ce qui pourrait lui assurer une longue durée, ce serait déclarer hautement que nous ne voulons pas arriver à ce qui est et à ce qui doit être.

Les affections cutanées se révèlent par des efflorescences, qui frappent les regards et qui sont exposées à tous les genres d'exploration. Comment se fait-il qu'elles soient moins connues que les maladies internes, dont la nature semble nous cacher avec soin la marche et les ravages?

L'étude du système dermoïde est neuve encore, elle réclame l'émulation et les efforts des adeptes de la science, elle leur tient en réserve des découvertes de la plus haute importance, elle leur présente plus d'un titre à la gloire pour prix de leur persévérance. Oui, la peau n'est pas encore bien connue, si l'on songe que depuis le réseau de Malpighi, les données qui ont fait le plus d'impression sont sorties d'une thèse inaugurale.

Il faut que tous les organes, qui peuvent exister dans l'épaisseur du derme, soient décrits, que l'individualité des couches qui le composent soit déterminée; il faut surtout que la physiologie de ces organes et de ces couches soit justement appréciée, non-seulement sous les rapports qui les unissent ensemble, mais encore sous ceux qui les lient avec les membranes muqueuses et les viscères.

C'est contre cette tâche immense que le courage vient expirer, mais il doit se soutenir par la perspective de la gloire et l'espoir du succès. La simple anatomie est insuffisante pour arriver à ce résultat; les sens, même en s'aidant de secours artificiels, ne peuvent assez explorer des objets que leur ténuité extrême dérobe à notre curiosité; mais les phénomènes morbides viennent parfois diminuer cette difficulté et révéler ce que l'état normal tenait caché. Un fait conduit à la connaissance d'un autre, et un concours de lumières entretenu avec opiniâtreté doit enfin être récompensé par l'apparition de la vérité.

La méthode de Samuel Plumbe est donc la meilleure et la seule vraie. Il n'entre pas dans notre pensée de faire l'éloge de la manière dont il en a fait l'application; mais il est certain que la direction à donner à l'étude des maladies de la peau doit être de rechercher le siége de chacune d'elles, et de déterminer leur nature respective. Il n'y a pas de voie plus sûre pour arriver à savoir et à guérir.

Avant de s'élancer dans cette direction, il était indispensable d'abord de trouver à se reconnaître au milieu du dédale que formaient des maladies si nombreuses. Parmi les méthodes provisoires propres à atteindre ce but, il en est une qui semble réunir un grand nombre de suffrages. C'est celle qui consiste à classer les maladies de la peau par leurs caractères extérieurs les plus primitifs. Depuis Plenk, ce système s'est de plus en plus perfectionné dans son application par les soins successifs de Willan et de son élève Bateman, et en France par les leçons si précises de M. Biett et les importans travaux de M. Rayer.

L'étude de cette partie de la pathologie est encore hérissée de mille difficultés. Les classifications ne sont pas les mêmes, il faut un travail aussi pénible qu'inutile pour rapprocher des dénominations différentes et découvrir ce qu'elles cachent d'identique. Il n'y a pas jusqu'aux termes les plus usités qui ne soient trop éloignés de leur signification originaire. La réformation tant désirée dans la classification des maladies de la peau, doit s'étendre aux dénominations elles-mêmes, afin de diminuer autant que possible les difficultés qui rebutent les élèves à leurs premiers pas.

Le service le plus éminent rendu à l'étude de ces affections doit être attribué à M. Alibert, parce qu'il a fait succéder aux obscurités que l'on rencontre dans les auteurs, des descriptions exactes qui placent les maladies sous les yeux, de telle sorte qu'il ne reste plus qu'à les examiner sous toutes leurs phases : le chemin pour parvenir à la découverte de leur nature et de leur siége, n'a commencé réellement à devenir praticable que du moment où l'on n'a plus été embarrassé pour les distinguer les unes des autres.

Nous ne dirons rien de la nomenclature des teignes des auteurs anglais; il ne pouvait évidemment être question que de celles que nous avons examinées : ce serait prendre une peine qui n'aurait d'autre résultat que de savoir à quelle espèce appartiennent des qualifications, telles que *lupinosa*, *decalvans*, etc.

La meilleure manière de classer les teignes comme les autres maladies de la peau, après les avoir qualifiées d'un nom qui parle aux yeux, qui rappelle leur caractère extérieur le plus permanent, est de les ranger dans un ordre déterminé par leur siége anatomique. D'un autre côté, les méthodes en usage actuellement prennent pour règle l'analogie des caractères extérieurs, mais tous ne sont pas d'accord sur le degré de développement de ces caractères auquel il faut s'arrêter. Ces considérations nous ont guidé pendant tout notre travail. En ne perdant pas de vue le but où doit tendre l'étude des maladies cutanées, nous n'avons pas dû oublier que nous travaillions pour les autres, car il est évident que les teignes ne constituent pas un genre à part et ne peuvent plus être le sujet d'une monographie. Désormais chacune d'elles doit aller se ranger à la place qui lui convient dans les diverses nomenclatures faites ou à faire. Nous les abandonnons à ceux qui sont appelés à tracer ces cadres si nécessaires pour rendre l'étude facile et que réclame impérieusement la méthode, divinité de la science moderne à laquelle il n'est plus possible ni permis de ne pas rendre hommage.

Nos efforts ont tendu non-seulement à décrire chaque efflorescence à tous ses périodes, mais encore à découvrir le siége et la nature de l'affection qui la faisait éclore. Nous avons été guidé par les faits que nous avions en si grand nombre sous les yeux; c'est là notre seul mérite.

Nous engageons toutefois ceux qui tiennent à la classification par l'identité des lésions élémentaires, à examiner si les teignes, *porrigo*, comme on voudra les appeler, ont pour élémens des pustules. D'abord le favus ne saurait être rangé dans cette classe sous aucun rapport, puisqu'il ne s'établit que par le développement d'organes existans dans l'épaisseur de la peau. Si l'on trouve quelquefois de véritables pustules dans le favus, lors même qu'elles en ont la couleur, elles n'ont jamais la dépression centrale qui lui est propre, et lorsqu'on les enlève, on n'obtient qu'une pellicule qui recouvre une gouttelette de matière purulente ou ichoreuse, quelquefois desséchée même; mais on ne trouve plus un corps compacte et entier qui laisse sa forme imprimée dans le corps réticulaire où il était implanté. Ces pustules ne sont donc que purement accidentelles; elles se rapportent plus directement au favus lorsqu'elles sont la suite de l'inflammation du bulbe qui fournit une matière qui s'élève par l'ouverture qui livre passage au cheveu, jusqu'à la superficie; mais encore ce n'est pas le favus proprement dit, lequel n'est constitué que par le follicule prodigieusement développé par l'amoncellement de sa sécrétion dégénérée.

La teigne tondante est aussi une maladie folliculeuse, et rien ne peut lui faire attribuer la qualification de pustuleuse.

L'affection amiantacée n'existe aussi que par le développement insolite de certains organes existans dans l'état normal : c'est l'alongement des gaînes membraneuses des cheveux qui compose le produit dont l'apparence rappelle si bien l'amiante; c'est là le phénomène qui caractérise principalement cette affection chronique. Il ne faut donc pas la caractériser par les symptômes éphémères qui ont pu apparaître au milieu de la crise aiguë qui se dissipe promptement après avoir été la cause de la maladie que l'on observe ensuite et qu'il faut enfin guérir. Les pustules, dans ce cas, ne forment donc pas la lésion élémentaire de l'affection amiantacée. Si l'on veut absolument prendre pour caractères des maladies de la peau les symptômes les plus primitifs, il est évident que les pustules elles-mêmes ne pourront jamais en faire partie, car elles sont toujours précédées de quelques autres accidens qui frappent les sens et tout au moins d'une coloration extraordinaire qui a paru suffisante pour faire une classe à part des maladies dont tous les symptômes extérieurs consistent dans un érythème plus ou moins prononcé.

On s'est servi, pour dénommer ces dernières affections, du mot exanthème qui répond si bien à notre mot efflorescence, et qui était si propre à désigner toute apparition de matière insolite au-dessus du niveau de la superficie tégumentaire, que l'on ne peut se défendre de s'en servir dans cette acception, quoiqu'il y ait des maladies proprement dites exanthématiques. S'attacher trop rigoureusement aux symptômes primitifs, ce serait faire rentrer presque toutes les maladies cutanées dans une seule classe : il faut s'arrêter aux phénomènes permanens, aux lésions qui donnent lieu au produit qui frappe les regards, compose la physionomie de chaque affection et l'individualise.

Si cette distinction était adoptée, les affections désignées sous le nom de teignes muqueuse et granulée, ne seraient pas non plus rangées dans la catégorie des pustules, puisque leur produit est le résultat continuel d'une lésion permanente de la peau qui est une ulcération plus ou moins légère ; c'est ce que l'on a toujours entendu désigner par le mot *achor*. Le soulèvement primitif de l'épiderme était la conséquence forcée de la turgescence des humeurs et de leurs efforts à jaillir au dehors. Elles ne devaient pas nécessairement former des pustules puisqu'elles s'échappent par la première issue qui leur est offerte, et lorsqu'elles ont soulevé une étendue assez considérable de la peau pour qu'il ait fallu recourir à l'instrument afin de leur livrer passage, l'affection n'en a pas moins été la même sans la présence des pustules psydraciées. Cette distinction est d'autant plus importante à faire qu'il y a des affections véritablement pustuleuses, dont les phénomènes extérieurs consistent tous dans l'éruption, le développement, la rupture et le dessèchement de pustules. Elles doivent former un groupe à part, mais elles ne peuvent comprendre celles qui ont une longue durée et qui donnent lieu à un produit qui n'est composé que de la matière que fournit continuellement un écoulement qui filtre à travers les parties du derme affectées de la manière qu'exprime le mot *achor*.

La lésion est très-peu considérable dans l'affection furfuracée, et, à l'imitation de quelques auteurs, nous étions disposé à la ranger dans le genre que l'on doit appeler porrigineux. Mais pour cela il faudrait qu'il fût vrai de dire: *Furfuracea corpuscula citrà exulcerationem resolvuntur*. Les parcelles furfuracées se détachent sans aucune lésion du derme. Il est certain que la première couche est affectée, désorganisée, et que c'est de son sein que s'écoule un fluide abondant qui imprègne les cheveux de tout le surplus qui n'est pas employé à produire par sa concrétion les pellicules épidermiques. Cette affection doit donc se ranger parmi les achores dont elle constitue le premier degré. La lésion, pour être moins profonde que dans les deux autres, n'en est pas moins de même nature, et, dans chacun des cas, l'ulcération ne laisse aucune trace après la guérison. Elle n'a donc aucune propriété corrosive, et c'est à tort qu'on lui a donné l'épithète de *corrodens*.

Il est au surplus des cas où les fragmens épidermiques composent une véritable crasse, *citrà ulcerationem*, et ils doivent alors rentrer dans le genre *porrigo*.

Le groupe des véritables crasses serait encore assez nombreux, mais pour ne parler que des matières dont nous nous sommes occupé, on ne pourrait se dispenser d'y faire entrer le lactumen, la croûte diaphane membraneuse, qui s'amassent sur la peau sans aucune lésion, *citrà ulcerationem*, et qui sont alors des crasses à proprement parler, *porrigo*, selon la définition que donnent plusieurs auteurs, entre autres Alexandre de Trales.

Nous venons d'examiner les affections appelées teignes, sous les rapports divers qu'elles peuvent présenter, et nos observations ne seront peut-être pas inutiles pour faciliter ceux qui sont appelés à leur donner une place dans la nosographie cutanée. Nous avons fait cesser la confusion qui faisait rentrer dans une seule maladie des affections qui n'ont aucun rapport entre elles. Nos efforts pour établir cette différence, ont eu encore l'avantage de faire ressortir leur nature respective, et l'examen attentif de leur matière nous a conduit à découvrir presque entièrement leur siége spécial et essentiel. Elles se présenteront donc désormais avec les signes qui font reconnaître le rang qu'elles doivent occuper dans la classification que chacun établit d'après sa manière de voir.

Le mot barbare *tinea* sera peut-être abandonné, et l'affection à laquelle il semble appartenir par une longue possession, *quæ verè tinea dicenda est*, ne sera plus que la première et la plus grave des affections folliculeuses dont le nombre est plus considérable que l'on ne pense communément :

L'affection qui tond circulairement les cheveux sera également une maladie des follicules ;

L'affection amiantacée, une maladie de la gaîne membraneuse des cheveux ;

Les affections furfuracée, muqueuse, granulée, des altérations des diverses couches de la peau, de nature à conserver le nom d'achores aux lésions qu'elles déterminent à la superficie ;

Le lactumen et la croûte membraneuse ou diaphane des *porrigo*, sans qu'il se mêle à la cause qui les produit, rien de l'influence que l'on a attribuée à la nourriture habituelle du premier âge de la vie.

Donc ces exanthèmes, avec tous leurs caractères ainsi signalés, ne peuvent pas ne pas être placés comme ils le méritent dans toute classification.

MORBI FOLLICULORUM. . . .	Favus. Squarus tondens. . . . .
MORBI VAGINÆ CAPILLORUM.	Amiantus. . . . .
ACHORES.	Achor furfuraceus. — mucifluus. — granulatus.
PORRIGINES.	Porrigo lactuminosa. — membranacea.

DES

PRINCIPAUX TRAITEMENS.

Nous avons déjà eu occasion de faire remarquer comment la confusion de plusieurs affections en une seule avait facilité l'introduction de l'erreur dans le traitement qu'elles réclament. L'on peut maintenant apprécier les conséquences de l'application de la calotte pour guérir les teignes furfuracée, muqueuse et granulée, et l'inutilité du traitement qui aurait réussi contre elles en le dirigeant contre le favus. L'arsenal thérapeutique est approvisionné contre la teigne d'innombrables recettes, mais cette abondance, selon la judicieuse remarque de M. Alibert, atteste plutôt notre indigence que nos ressources. Les moyens prétendus curatifs ne se sont ainsi accumulés que par l'inutilité reconnue de ceux auxquels on se hâtait d'en substituer de nouveaux qui ne valaient pas mieux.

Les efforts de l'art ont été si vains contre la teigne, dont le favus a toujours fait partie, que les médecins avaient, pour ainsi dire, entièrement cessé de l'attaquer. Elle était abandonnée par eux aux opérations brutales et aux tentatives empiriques de gens qui n'étaient guidés par aucune lumière et à qui l'expérience ne pouvait rien révéler de ce qui était propre à faciliter les progrès d'une partie intéressante de l'art de guérir. Cette malheureuse circonstance a retardé les découvertes que l'on aurait pu faire dans cette matière, puisqu'elle a éloigné de l'observation de la nature ceux que leurs connaissances appelaient à en reconnaître les lois. Lorry gémit sur cet usage de renvoyer les malades, en proie à cette hideuse maladie, aux traitemens aveugles que l'on pratiquait dans quelques couvens, et nous pourrions encore aujourd'hui nous écrier avec lui: *Praxim hodiè apud nos instituunt religiosæ quædam mulierculæ ad quas ferè solas cura tineæ infeliciter devoluta est.*

Cet abandon de la part des médecins n'était pas la suite d'une coutume irréfléchie, mais bien le résultat de l'impuissance de l'art, et ceux qui, par l'inutilité de leurs efforts, avaient été contraints de la reconnaître, étaient de ces hommes à qui il avait été donné de pénétrer le plus avant dans les secrets de la nature. Lorry en fait l'aveu et rappelle celui de Gui de Chauliac et d'Ambroise Paré, qui conseillaient aux chirurgiens de ne pas prendre sur eux la tâche de guérir la teigne, conseil qui n'était point donné en considération de l'utilité que quelques auteurs attribuent au séjour de cet exanthème sur le cuir chevelu, mais par la conscience des obstacles presque invincibles qui s'opposaient à sa destruction. Par une réflexion pieuse, Lorry s'élève contre un avis qui lui semble blesser ouvertement le précepte d'aimer ses semblables.

L'on ferait un livre en se contentant de donner le recueil de tous les remèdes internes et des topiques qui ont été employés pour combattre la teigne. On en ferait un bien plus volumineux de toutes les tentatives dont on n'a pas jugé à propos de se vanter. Nous nous abstiendrons de rappeler les amalgames monstrueux qui ont été plus ou moins en vogue, mais qui, étant aveuglément employés sans but raisonnable, n'ont pu être suivis d'aucun avantage. Nous ne devons nous arrêter que sur les procédés qui obtiennent un effet qui peut avoir trait à la manière dont on conçoit que le favus puisse être enlevé. Il en est quelques-uns qui peuvent obtenir un succès qui pourrait les accréditer, malgré leurs inconvéniens nombreux et leur insuffisance dans la plupart des cas.

Il n'est pas nécessaire de s'arrêter aux exanthèmes furfuracé, muqueux et granulé; ils ne méritent en rien qu'on s'arme contre eux de tout l'attirail qui s'est trouvé impuissant contre le favus. Les moyens les plus doux et les plus simples pour apaiser l'irritation de la peau, le recours à quelques évacuations ou dérivations, réclamées par les circonstances, suffisent pour les amener à leur terminaison. C'est pour avoir obtenu, dans un de ces cas, un succès facile, ou même après une guérison qui s'était opérée naturellement, malgré les remèdes, que plusieurs médecins ont cru de bonne foi avoir trouvé le moyen de se rendre maîtres de la teigne, dont le favus n'est pas séparé dans leur opinion. C'est ainsi que Saucerotte envoya, en 1786, à l'Académie de chirurgie un Mémoire intitulé : *Essai sur la cure radicale de la teigne*. Ce Mémoire fut depuis lu solennellement à l'Institut national, le 1er floréal an IV.

Le traitement qu'il prescrit est à la fois interne et externe. Il consiste, sous le premier rapport, à faire prendre au malade, pendant une quinzaine de jours, une liqueur obtenue en faisant bouillir, dans une pinte d'eau de fontaine ou de rivière jusqu'à réduction de moitié, une once de mercure doux renfermé dans un nouet, lequel peut servir pour douze décoctions; un gros et demi d'ipécacuanha concassé, et autant de sel fixe de tartre. Cette liqueur doit être prise dans un véhicule doux comme le lait. Il faut en outre purger tous les huit jours avec le jalap et le sucre.

Ensuite il faut couper les cheveux le plus près possible, et chaque jour oindre la tête et la tenir couverte, à l'aide d'une vessie de bœuf, d'une pommade composée avec six onces de graine de lin, autant de baies de genièvre, le tout réduit en poudre grossière, et une trentaine de feuilles de laurier sèches, rompues en petits morceaux, le tout cuit ensemble pendant une demi-heure et remué jusqu'à ce qu'une certaine consistance soit acquise. Lorsque le cuir chevelu n'est plus que légèrement excorié, on termine par des onctions d'onguent rosat très-frais. Telle est la méthode proposée par Saucerotte, chirurgien, qui, du reste, a joui d'une juste célébrité. Que l'on fasse l'épreuve de ce traitement, assez compliqué, contre le favus, et l'on verra s'il en résulte rien de favorable. Saucerotte avait une grande confiance, néanmoins, en ce procédé : elle lui avait été inspirée par quatre guérisons qu'il avait obtenues dans un laps de temps encore assez long ; il en rend compte dans son Mémoire. Le premier sujet était âgé de six ans, et il avait la teigne furfuracée ; le second, âgé de cinq ans, avait la teigne muqueuse ; le troisième, âgé de dix ans, avait la teigne granulée, et il ne donne pas les caractères de l'affection du quatrième, qui n'était âgé que de trois ans ; c'était probablement encore une teigne muqueuse.

Bien des succès de ce genre ont séduit ceux qui les avaient vus couronner leurs soins. Mais c'est du favus qu'il était important de se rendre maître, afin de pouvoir le détruire à tous ses degrés d'intensité.

Il est bien peu de moyens employés contre la teigne dont nous n'ayons eu connaissance ; nous nous sommes assuré par nous-même de ce que l'on pouvait attendre de ceux que nous entendions prôner. Nous avons eu la facilité d'apprécier toutes les méthodes, car la plupart de nos malades ne nous arrivent qu'après avoir été soumis, pendant plusieurs années, à des traitemens de tout genre, dont les effets sont tels pour l'ordinaire qu'ils nous laissent plus de peine pour y remédier que n'en aurait exigé une teigne qu'il nous aurait fallu attaquer de prime-abord.

Il est trois moyens qui peuvent détruire le favus, mais seulement lorsqu'il est récent; après qu'il est parvenu à un certain degré de développement que tout le monde ne peut pas reconnaître, ce serait en pure perte que l'on essaierait de recourir à aucun d'eux. Les tortures que l'on ferait subir aux malades seraient d'autant plus barbares qu'elles ne pourraient qu'être inutiles.

Le premier est le meilleur de ces moyens; c'est la calotte. La préparation de cet emplâtre est connue. Nous n'avons pas besoin d'insister de nouveau sur son inefficacité dans la plupart des cas. Nous pourrions citer par milliers des exemples qui l'attestent. Ce procédé atroce réussirait toujours qu'il faudrait y renoncer; il inspire une horreur invincible à ceux qui en ont une fois fait l'épreuve. La première fois que nous nous sommes présenté à l'hôpital de Rouen, les enfans qui étaient rassemblés dans une cour, ont cru qu'on allait les torturer encore; ils poussaient des cris de désespoir; l'instinct qui les éloignait de ce traitement était si fort, que, pour le fuir, ils se cramponnaient contre les murailles et ne semblaient pas désespérer de pouvoir les franchir. Ils se sont calmés lorsqu'ils ont vu qu'on ne faisait aucun mal à ceux que l'inexpérience de la calotte n'avait pas portés à prendre la fuite. Les malades préfèrent garder leur mal que de s'en délivrer à ce prix. Cette vérité devient frappante si l'on compare le nombre des teigneux qui se présentent chaque année maintenant aux traitemens publics des hôpitaux de Paris, à celui si peu considérable des malades qui avaient le courage autrefois de venir se soumettre au supplice de la calotte.

Ce procédé ne peut plus être mis en usage, parce qu'il est trop douloureux, qu'il éloigne les malades, laisse entretenir des foyers de contagion qui propagent le favus, et que, d'un autre côté, il devient trop coûteux pour les hôpitaux qui sont obligés de garder les malades pendant qu'on les traite de cette manière. Les accidens déterminés par le déchirement du cuir chevelu peuvent du reste devenir extrêmement funestes. Nous en avons vu dernièrement à Dieppe un exemple terrible.

Le nommé Abraham, cultivateur à Aufranville, nous a présenté, le 17 février dernier, ses deux filles âgées, l'une de huit et l'autre de douze ans; elles étaient la proie d'une teigne faveuse des plus intenses, qui leur avait été transmise avec la vie. Les traitemens auxquels ont les avait soumises avaient été vains. Malheureusement on avait eu en dernier lieu l'imprudence de les confier à un médicastre campagnard, qui les avait réduites en peu de jours à un état effrayant. Il avait composé un large emplâtre avec de la poix noire, de la poix de Bourgogne, de la gomme arabique et de la potasse. Appliqué sur la tête de chacune des deux pauvres enfans, cet emplâtre acquit promptement une forte adhérence avec le cuir chevelu. Quelques jours après, cet homme robuste et impitoyable vint arracher ces calottes de toute sa force, et avec elles il enleva par lanières très-larges le cuir chevelu, de manière à découvrir entièrement le crâne. Il survint aussitôt, comme on peut le penser, une hémorragie tellement considérable qu'il en fut effrayé lui-même; il s'empressa de rabaisser le cuir chevelu avec les calottes, sans même savoir quel autre parti prendre pour arrêter la perte du sang. Un paysan, qui se trouvait présent à ce supplice atroce, eut la présence d'esprit de mêler du vinaigre dans de l'eau fraîche, et d'en arroser la tête de ces déplorables victimes d'une épouvantable brutalité. Depuis on les laissa ainsi, sans oser les toucher. Ces deux enfans nous furent présentées avec tous les accidens qui devaient résulter nécessairement de l'infâme barbarie exercée sur elles. L'une d'elles était tellement malade qu'elle mourut deux jours après. Nous employâmes les moyens les plus doux et les plus convenables pour débarrasser, des applications qu'on y avait faites, le cuir chevelu de celle qui vivait encore, et pour combattre l'inflammation qui avait été déterminée à cette région. Nous espérions qu'elle se rétablirait, et que nous pourrions la délivrer ensuite du favus, qui n'aurait pas même été enlevé par cette terrible diversion. Mais nous avons été trompé dans notre espoir ; lorsque nous sommes revenu à Dieppe, cette victime d'un traitement barbare était morte depuis longtemps.

Le traitement de la calotte est si cruel que ceux mêmes qui l'ont inventé et qui en ont recommandé l'usage, ont exhorté à attendre que les enfans eussent acquis assez de force pour y résister. L'expérience est venue encore sanctionner ce précepte, car l'application de la calotte sur un jeune enfant atteint de la teigne muqueuse, est ordinairement suivie d'une prompte mort. J'en ai vu plusieurs exemples, surtout au milieu de circonstances qui les ont fortement gravés dans ma mémoire. Il y a trente-six ou trente-huit ans, lorsque l'armée française entrait dans la Belgique, je fus gravement blessé sous les murs de Tournay et transporté à l'hôpital de Lille. Pour me rapprocher de mon corps, on me transféra bientôt à l'hôpital de Bruxelles, car les Français ne mettaient pas long-temps pour se rendre maîtres d'une province, et ils débutaient dans la carrière de gloire qu'ils ont parcourue si rapidement, de manière à annoncer ce que l'on devait attendre d'eux. Pendant ma convalescence dans ce dernier hôpital, j'y vis employer le traitement de la calotte ; plusieurs enfans de deux ou trois ans venaient d'y être soumis, et ils n'étaient atteints que d'une teigne muqueuse. Plusieurs d'entre eux moururent promptement. Le chirurgien en chef, dont je ne puis me rappeler le nom, mais qui était un homme âgé et respectable, entra dans une violente colère de ce que l'on avait ainsi causé ces accidens déplorables, en enfreignant ses ordres, et il insista, en s'adressant aux élèves qui l'entouraient, sur la nécessité de ne point recourir, avant l'âge de sept ans, au traitement de la teigne, qu'il exhortait à *caresser* plutôt qu'à combattre. Je n'ai jamais oublié cette expression que j'ai entendu répéter par M. Alibert, avec cette différence que ce dernier ne parlait que des achores, et que le premier entendait parler de la teigne avec l'acception usitée qui comprend toutes les espèces.

Il est résulté de diverses observations faites sous l'influence d'un principe composé de quelques élémens erronés, un préjugé auquel des médecins recommandables sont encore restés soumis. Une certaine confiance dans l'utilité des exanthèmes teigneux, pendant les premières années de la vie, a puissamment corroboré encore l'opinion de la nécessité d'attendre l'âge de sept ans pour commencer le traitement de la teigne, opinion qui n'est raisonnable qu'autant qu'elle s'applique à un procédé trop barbare dans tous les cas, et trop funeste surtout, lorsqu'il est employé contre des teignes autres que le favus.

Des notions plus claires et plus précises sur la nature de ces affections diverses, ne permettent plus de se laisser entraîner d'une manière générale par aucun préjugé. Ainsi les achores muqueux et granulés ne seront jamais combattus par la calotte ; ils ne seront jamais brusquement enlevés ou plutôt répercutés, et on les conduira à leur terme naturel, en les caressant, comme ne cesse de le recommander M. Alibert, dans ses savantes leçons.

On recherchera sans délai la guérison de toutes les efflorescences qui ne seront pas le résultat de l'état du sang et de la lymphe, et qui ne devront leur naissance qu'à des causes accidentelles.

Le favus surtout sera combattu dès qu'il apparaîtra, car dans le principe il peut facilement être enlevé, quelle que soit l'abondance de son produit, car elle n'est pas toujours un indice de son invétération. Comme il faut toujours être juste, même envers la calotte, l'on peut dire qu'en défendant de recourir à elle avant l'âge de sept ans, c'était lui enlever l'occasion d'opérer des effets salutaires, et de la réduire, après cet âge, à ses douleurs atroces et à ses seuls dangers. Cet inconvénient du reste a été compensé par les accidens funestes qu'elle n'a pu causer à l'occasion des simples achores qui ont pu s'évanouir d'eux-mêmes avant cette époque. Il n'entre pas du reste dans notre pensée de faire l'apologie d'une méthode barbare et surannée.

On s'est servi de la calotte sans savoir de quelle manière précise elle agissait, pour enlever les élémens de la teigne et la faire disparaître. On a pensé que l'arrachement des cheveux était suffisant, joint à l'émission sanguine qui l'accompagne.

Les anciens auteurs que nous avons cités ont aussi conseillé d'arracher les cheveux un à un avec des pinces; selon eux on obtient ainsi deux résultats; le premier est de ne faire pour ainsi dire qu'une plaie de la tête, en établissant une foule de points, d'où s'opère une émission sanguine; le second est d'offrir aux médicamens, pour pénétrer profondément, une voie qui ne peut exister lorsque les cheveux ne sont point arrachés. Ils encouragent à ne se point laisser émouvoir par les cris des enfans, et pour leur bien à se montrer impitoyable.

Ce procédé épilatoire est très-usité en Angleterre d'après la recommandation de Samuel Plumbe. Il n'est pas préférable à la calotte. Comme elle il ne peut réussir que lorsque le favus est récent; mais ne pouvant être employé instantanément, il ne serait bon qu'au cas où l'affection serait bornée à une plaie très-exiguë. Les douleurs au surplus sont très-vives et deviennent intolérables en ce qu'il faut les renouveler sans cesse. Ce moyen ne saurait au surplus être mis en pratique dans les hôpitaux. Chaque malade exigerait au moins deux heures par jour; comment alors suffire au grand nombre qui se présente aux traitemens des grandes villes ?

Nous donnons des soins à un jeune malade qui a été soumis àcette méthode épilatoire depuis sept années; il n'en a éprouvé aucun soulagement, car il a la tête couverte de favus. Ses parens racontent les peines incroyables qu'ils ont eues pour l'engager et le contraindre tour à tour à supporter des tortures journalières, qui n'ont été suivies d'aucun succès. Les rigueurs par lesquelles il fallait vaincre sa résistance, les complaisances dont il fallait acheter sa résignation, ont exercé une influence funeste sur son caractère et sur les progrès de son éducation.

Lorsque le favus n'est encore fixé que dans les follicules sébacés, par la première activité du principe contagieux, leur enlèvement arrête les progrès du mal : c'est le résultat que l'on peut obtenir par les deux méthodes précédentes. Le même effet est encore obtenu par des applications actives, des vésicatoires. On emploie fréquemment des moyens de ce genre avec quelque succès, mais ce procédé est aussi très-douloureux, il détermine une sensibilité excessive à tout le cuir chevelu, le tuméfie, en déchire et altère les tissus. La calotte serait moins cruelle. L'alopécie peut être déterminée par des applications de cette nature, et elles corrodent tellement la peau qu'il en reste toujours des traces. Mais il est un danger plus grave que doivent faire redouter ces topiques énergiques sur la tête. Beaucoup de malades en ont été victimes, et ce n'est pas seulement aujourd'hui qu'on s'élève contre leur usage. Valescus de Tarenta rapporte qu'un soldat ayant composé un topique de ce genre, et l'ayant appliqué pendant la nuit sur la tête rasée d'un de ses neveux qui avait la teigne, on le trouva mort le lendemain dans son lit. Les médecins savent au surplus que l'application d'un vésicatoire sur la tête peut déterminer l'inflammation des méninges et causer une mort prompte. Ce procédé serait donc plus redoutable que les autres.

Dans le moment où nous écrivons ces lignes, nous soignons à Rouen un grand nombre de teigneux qui viennent de nous être présentés, pour la première fois, après avoir été soumis à un grand nombre de traitemens différens. Il en est deux surtout que des applications analogues à celles dont nous venons de parler ont menés à la porte du tombeau. L'on nous a fait appeler pour une demoiselle d'une famille distinguée de la ville; nous l'avons trouvée dans un état effrayant. Nous avons exigé une consultation de médecins, comme cela se pratique dans les circonstances graves. Des secours convenables ont déjà amélioré sa position, le délire a cessé, et depuis quelques jours on a la certitude qu'elle échappera à la maladie improvisée par des médications empiriques, et nous pourrons commencer le traitement doux et facile qui doit la délivrer promptement d'un exanthème funeste, non par lui-même, mais par les méprises auxquelles il a donné lieu.

Nous avons soigné un grand nombre d'autres individus qui avaient été soumis à des applications corrosives, qui ne les avaient pas guéris. Plusieurs d'entre eux avaient été précédemment traités par la calotte; ils ont avoué qu'ils préféreraient ce dernier supplice à celui que leur avaient fait éprouver ces applications, dont l'action douloureuse ne se ralentissait pas et les privait du sommeil, tandis que celle de la calotte ne durait qu'un jour dans toute sa violence, et diminuait ensuite graduellement.

Des remèdes qui sont accompagnés de tant de douleurs et de dangers ne sauraient donc être adoptés, lors même qu'ils seraient d'un effet plus sûr pour détruire le favus. Mais il est un certain degré de développement de cette affection qui résisterait contre leur emploi réitéré autant de fois qu'on le voudrait. Du moment que l'on laissera à la peau le temps de se livrer à ses fonctions, les follicules se reproduiront et présenteront tous les symptômes faveux. C'est lorsque la peau aura reçu une telle modification de sa vitalité, qu'elle ne transmettra plus aux follicules que des élémens viciés qui ne peuvent composer la matière sébacée ordinaire, mais celle qui constitue le favus. Les irritations nouvelles qui sont le fruit des méthodes que nous avons signalées, ne font qu'entretenir et augmenter les conditions morbides qu'il s'agit de détruire, et, après ces tentatives infructueuses, le mal se montre avec plus de force et d'intensité.

Ainsi il nous paraît démontré que quelquefois, notamment dans le cas d'une communication naissante, l'affection est propre aux follicules qui, par un trouble apporté dans leurs fonctions sécrètent une matière qui n'est plus sébacée, qui s'amoncelle dans leur sein en se durcissant; alors si on enlève ou détruit ces organes, on peut arrêter le mal à son principe. Mais lorsque les phénomènes faveux sont le résultat d'un certain état du derme, rendu tel par une infection congéniale, par l'occupation prolongée du favus, par des irritations locales dues aux autres teignes, et encore par le régime et les habitudes qui fomentent les conditions de son existence, l'ablation des follicules ne détruit pas le mal, et lorsque le cuir chevelu est abandonné à lui-même, il répare les pertes qui lui ont été causées, et le favus reparaît avec tous ses caractères.

Il faut absolument dans ce dernier cas changer la vitalité du derme à la région affectée, et lui rendre celle qu'il doit avoir dans l'état normal. C'est ce résultat précieux que nous sommes parvenu à obtenir de la manière la plus simple et la plus douce, sans mélange d'aucun danger, outre l'épilation que nous déterminons sans douleur. Les autres teignes amènent les conditions dermiques qui font éclore le favus; nous savons reconnaître ce phénomène au milieu de la marche de ces affections, et nous nous empressons d'y remédier pour prévenir son apparition.

Il ne faut pas croire que notre méthode puisse être employée aveuglément et que nulle combinaison rationnelle ne doive la diriger. Il est une foule d'observations qu'il est important de faire et de prendre pour guide.

Le traitement des diverses espèces de teignes exigera toujours la distinction certaine de chacune d'elles et celle des diverses périodes de leur développement. La surveillance des médecins ne cessera jamais d'être indispensable. Le moment est venu où ils ne dédaigneront plus de donner leur attention et leurs secours à des maux qui pendant trop longtemps ont été abandonnés à l'ignorance. L'intérêt que doivent inspirer des êtres qui commencent à entrer dans la vie, la certitude de leur épargner des tourmens sans fin, de prévenir leur abrutissement et leur mort, ennoblissent assez des soins que ne regardera jamais, comme au-dessous de sa dignité, le véritable médecin; il ne sera arrêté dans son art par aucune influence héraldique, car il n'y a ni noblesse ni roture dans les maux qui nous accablent; il doit les combattre tous indistinctement, et sous ce rapport il doit s'appliquer la sentence si connue :

Nil humani à me alienum puto.

Plusieurs personnes nous ont demandé de leur envoyer les matières dont nous nous servons; nous n'avons pas eu à nous applaudir d'avoir accédé à leur désir. Le succès n'a pas répondu à leur attente; dans tout il faut agir par principe, et, pour traiter les divers exanthèmes même avec les moyens les plus convenables, il ne faut pas être étranger à la connaissance de leurs symptômes divers et de leur marche.

Nous n'avons pas entrepris de publier nos recherches afin d'augmenter la réputation de notre traitement, nous en parlons seulement parce que l'ordre et la matière de ce livre le prescrivent. C'est pour ainsi dire le compte rendu de nos travaux que nous offrons aux médecins qui s'intéressent à une partie de leur art qui n'est pas encore généralement bien connue.

Le plus grave des exanthèmes que nous avons décrit, mérite d'attirer l'attention et doit faire désirer qu'on lui oppose un obstacle public par l'établissement d'un mode de curation simple et commode dans chaque localité.

A Lyon, à Rouen, à Dieppe, comme à Paris, notre traitement, en quelques années, a porté une rude atteinte au règne du favus. Ceux qui ont vu les malades qui se présentaient d'abord, peuvent se rappeler que, pour l'ordinaire, ils étaient groupés par familles entières. Il n'était pas rare de voir le père, la mère et sept ou huit enfans venir, avec toutes les dégradations qu'amène l'invétération de cette hideuse maladie, en demander la guérison dans les hôpitaux dont ils étaient auparavant repoussés par l'effroi de la calotte. Maintenant, nous ne voyons arriver, pour l'ordinaire, que des individus qui n'en sont atteints qu'isolément.

Quelques-uns nous sont revenus, dans le principe, avec le favus, dont nous les avions précédemment guéris; cette observation nous a porté à nous assurer, avant de commencer le traitement d'une teigne faveuse, si, dans la famille du malade, il n'y a pas encore quelque personne qui en soit atteinte. Nous avons ainsi très-souvent découvert des familles où plusieurs enfans étaient attaqués du favus, tandis qu'un seul d'entre eux, sous différens prétextes, était envoyé au traitement. Nous avons même vu des parens qui ne présentaient que leur enfant, tandis qu'ils étaient eux-mêmes dévorés par cette teigne; une mauvaise honte les empêchait d'avouer qu'ils avaient un plus grand besoin de s'en délivrer. Nous recommandons cette précaution, elle aura l'avantage de prévenir l'inutilité des guérisons les plus radicales, d'augmenter le nombre de ceux que l'on purifiera de cette infection et de diminuer les dangers de la contagion.

En parlant des principaux traitemens du favus, nous ne pouvons passer sous silence celui qui nous est propre, de même que nous parlerions de tout autre qui aurait les mêmes avantages. Son emploi est très-facile, car, mon frère et moi, nous suffisons aux nombreux malades qui se présentent dans les hôpitaux de Paris, Lyon, Rouen, Dieppe, Elbeuf, et à notre pratique particulière dans chacune de ces villes.

Ce traitement, ou tout autre qui serait de même nature, conviendrait seul aux hôpitaux, parce qu'il exige peu de monde pour l'administrer à une foule de malades. La considération de la dépense est plus importante que l'on ne pense dans l'intérêt de l'administration financière de ces établissemens publics. L'on peut en juger par un rapport présenté au conseil-général de l'administration des hôpitaux de Paris, en janvier 1824.

Ce rapport avait pour but de démontrer au conseil-général la diminution d'une dépense considérable due à la sollicitude et à l'économie de l'administration par l'adoption du traitement externe de la teigne, en remplacement de celui qui était en usage antérieurement aux hospices de Bicêtre, de la Salpétrière et de la Pitié.

On ne s'est pas occupé de la supériorité médicale du nouveau traitement sur l'ancien, supériorité qui était suffisamment démontrée par seize années d'expérience et par les différens rapports présentés au conseil-général par les membres du bureau central d'admission, dans les années 1811, 1814 et 1815. Le but de ce nouveau travail n'était que de constater l'énorme économie à laquelle il avait donné lieu.

D'après un relevé, fait avec le plus grand soin, il était constaté qu'il avait été admis, dans les trois hospices précités, dans l'espace de sept années, deux mille vingt-neuf individus; qu'il n'en était sorti que neuf cent vingt-cinq, et qu'il en restait, le dernier jour des sept années, onze cent deux.

Les 2,029 malades avaient séjourné dans les hospices un million neuf cent soixante-deux mille trois cent soixante-treize jours.

D'après le calcul des dépenses des hospices pendant cette période, la journée des malades traités s'élevait à un franc vingt-cinq centimes, ce qui a porté la dépense des 2,029 individus à la somme de deux millions quatre cent cinquante-deux mille neuf cent soixante-six francs vingt-cinq centimes. La dépense proportionnelle, pour chaque individu, a été de douze cent dix francs quatorze centimes, guéri ou non.

En opposant à ce relevé celui des sept premières années de notre traitement, on a trouvé quatre mille sept cent quarante-sept malades, dont trois mille cent soixante-dix guéris. Les quinze cent soixante-dix-sept restés en traitement ont été guéris après cette époque. On nous a alloué trente mille six cent dix-huit francs pour les 3,170 malades qui étaient guéris, ce qui donne proportionnellement neuf francs soixante-cinq centimes pour chaque individu guéri.

Ainsi la comparaison de ces deux périodes

de sept années, donne, en faveur de notre méthode, une économie de deux millions, quatre cent vingt-deux mille trois cent quarante-huit francs; quoique, dans la première, il n'y eût que 925 malades de sortis, tandis que, dans la seconde, il y en avait, de constatés guéris, 3,170, c'est-à-dire un nombre quadruple.

En calculant ensuite, d'après ces bases, l'on pourra apprécier les économies énormes que notre traitement a apportées dans cette partie du service des hôpitaux.

Ce même rapport constate que nous avions guéri, pour le compte des hospices à cette époque, 11,185 malades; il nous a été donné, pour les seize années, à compter du 1er janvier 1807 jusqu'au 1er janvier 1823, quatre-vingt-sept mille quarante-neuf francs.

Le nombre des malades qui se présentent, depuis qu'ils ne sont plus repoussés par l'effroi de la calotte, a augmenté d'année en année, et nos honoraires annuels sont restés les mêmes, de sorte que la dépense proportionnelle, pour chaque malade, est descendue à 7 f. 78 c. Si l'on multiplie le nombre de 11,185 teigneux, constatés guéris par nous, par la dépense proportionnelle de l'ancien traitement, qui ne les aurait pas guéris, puisque, sur 2,029, il en était resté 1,120 (les autres étaient sortis, rien ne constate qu'ils étaient guéris), on trouve la somme de 13,536,415 f. 90 c. Depuis lors, le nombre des malades guéris, pour le compte des hôpitaux de Paris, s'est élevé jusqu'à 25,369. Ce nombre, multiplié par le même dividende proportionnel, donne une somme de 30,700,041 f. 66 c. Le total de ce qui nous a été alloué depuis 1807 jusqu'à ce jour, ne s'élève que jusqu'à 197,370 f. 90 c. On juge d'un seul coup-d'œil l'immense amélioration financière que ce simple changement de traitement a apportée dans les dépenses des hôpitaux. De deux choses l'une, ou l'on aurait traité ces 25,000 et tant de teigneux, et la dépense aurait approché du chiffre énorme que nous avons trouvé, ou si cette dépense avait dépassé les facultés des hôpitaux, les malheureux, qui ont été traités par nous, n'auraient pas reçu, en aussi grand nombre, les bienfaits qu'ils ont droit d'attendre des établissemens qui n'existent que pour eux : l'arbitraire aurait donc choisi le petit nombre de ceux à qui il aurait été possible d'accorder cette faveur, et il aurait exercé son empire jusque sur les infortunés au milieu desquels, du moins, les heureux du monde ne peuvent se courroucer de voir régner l'égalité des droits à la charité publique.

Ces avantages ont été vivement sentis par les administrateurs, chargés de veiller aux intérêts de semblables établissemens. Malheureusement, il ne nous a pas été possible de nous multiplier assez pour répondre aux demandes dont ils nous ont honorés. Depuis long-temps, nous allions à Rouen, Elbeuf, Louviers et Dieppe, pays où le favus est, pour ainsi dire, endémique. Nous n'avons pu ne pas répondre à la vive sollicitude de M. Delphin, pour l'administration des hospices de Lyon dont il est le président; mais c'est tout ce qu'il nous a été possible d'ajouter à nos nombreuses occupations que les fatigues d'un long voyage qui se répète souvent.

Nous avons douté de l'absolue nécessité de ces larges rétributions que l'on accorde à tous ceux qui sont chargés de quelque fonction publique, en voyant des hommes comme M. Delphin, consacrer leur zèle et leur activité à des soins pénibles et journaliers qui doivent seulement être récompensés par les bénédictions des malheureux. Les honneurs que prodigue la puissance sont même destinés à des services d'une autre nature. Peut-être présumons-nous trop bien du grand nombre, et ceux qui sont capables d'agir d'après de généreuses inspirations, forment-ils une exception trop faible pour qu'on vienne chercher parmi eux des administrateurs éclairés, intègres et désintéressés. Cette exception toutefois relève leur mérite et les entoure d'une considération et d'un respect qui valent bien l'or et les hochets qui peuvent seuls émouvoir ceux que leur égoïsme retiendrait dans les délices de l'inutilité.

Les hôpitaux, qui avaient été mis à portée d'apprécier les résultats de notre méthode de traitement, avaient pensé que le gouvernement, qui s'est rendu le tuteur des pauvres, s'empresserait de leur assurer à jamais le moyen de ménager les fonds destinés à soulager leurs misères, et la destruction de celle qui flétrit leur enfance, les éloigne des lieux où le travail et l'instruction peuvent leur fournir des préservatifs contre la démoralisation et le dénuement absolu. Les administrations de ces établissemens ont adressé plusieurs demandes au ministère de l'intérieur pour obtenir qu'il fît entrer dans le domaine public une méthode propre à mettre un terme à bien des maux et à de grandes dépenses, souvent inutiles. M. le comte Lainé nous a écrit directement à ce sujet, lorsqu'il était ministre de ce département; mais la mobilité du personnel de la haute administration a fait interrompre ce qui était commencé.

Nos intérêts auraient nécessairement été lésés par l'abandon d'un procédé qui nous est propre jusqu'à ce jour. Nous n'aurions néanmoins pas balancé à faire un sacrifice à l'intérêt général, heureux de penser que notre nom se serait quelquefois trouvé mêlé, dans les accens de la reconnaissance, à ceux des administrateurs qui auraient contribué à répandre un tel bienfait sur tous les points de la France.

La seule considération de ne pas priver nos concitoyens de notre méthode, contre une affection qui pèse surtout sur les moins fortunés, nous a porté à refuser des offres brillantes qui auraient nécessité notre séjour en Angleterre.

En terminant cet ouvrage qui, avec toutes ses imperfections, n'en présentera pas moins des vues utiles que les praticiens sauront apprécier, nous éprouvons une peine profonde; nous sommes contraint d'y laisser une lacune désolante; si elle avait pu être remplie, un plus grand jour aurait été jeté sur la nature du favus; la connaissance des matières que nous employons aurait fourni de nouveaux moyens thérapeutiques et d'heureuses indications aux médecins habiles, qui se livrent avec ardeur à l'étude et au traitement des maladies cutanées, qui, pour la plupart, s'évanouiraient après une modification de vitalité du derme analogue à celle que nous savons obtenir. Il est douloureux pour nous de laisser ainsi incomplet un ouvrage qui aurait pu présenter un plus grand intérêt. Mais le silence est pour nous une obligation dont nous ne pouvons nous délier seul; des stipulations inviolables, des devoirs sacrés de famille, nous opposent un obstacle invincible et renferment toute notre excuse.

Les fatigues d'une vie trop active hâtent, pour nous, le moment où le repos devient un besoin impérieux, et si le courage peut prolonger encore de pénibles efforts, les années en rapprochent le terme inévitable.

L'on concevra sans peine quelle récompense ce serait, pour la fin d'une laborieuse carrière, de savoir assurée, après nous, la continuation de ces secours qui, pendant notre vie, ont procuré à tant de malades une guérison qui leur était refusée de toute part. Cette consolation ne nous est probablement pas réservée. Nous ne saurions, sans la perte de notre repos et de notre honneur, rompre un silence qui nous est imposé et dont l'obligation ne peut être détruite que par des circonstances qui ne sont point en notre pouvoir. Nos occupations trop multipliées et notre caractère surtout ne nous ont pas permis d'acquérir quelque habileté dans l'art de faire réussir une affaire personnelle. Nous avons pris à cet égard pour devise : *Advienne que pourra*, et nous avons fait à l'avance ce qui peut la justifier.

On jette parfois quelques regards sur le sentier de la vie que l'on a parcouru, et l'on est tenté de le faire lorsqu'on est sûr de ne pas y apercevoir des images trop sombres. Pour nous, nous ne pouvons nous défendre d'y découvrir quarante mille de nos semblables à qui nous avons rendu le bien si précieux de la santé. Nous songeons aussi que nous avons été assez heureux pour être une cause d'épargne dans ces établissemens, inconnus à l'antiquité, destinés à expier les suites de l'inégalité que la civilisation introduit parmi les hommes, et pour tenir en réserve aux infortunés, des frères et des sœurs qu'ils chercheraient vainement ailleurs. Si c'est là un orgueil, qu'on nous le pardonne, si l'on ne veut pas nous priver de toute récompense; nous trouvons dans ces souvenirs des pensées qui nous autorisent à ne pas regarder notre passage sur la terre comme entièrement inutile, et nous y puisons des consolations de nature à compenser les ennuis et les dégoûts, sur lesquels doit se résigner à marcher celui qui a le tort d'avoir raison et de faire quelque bien.

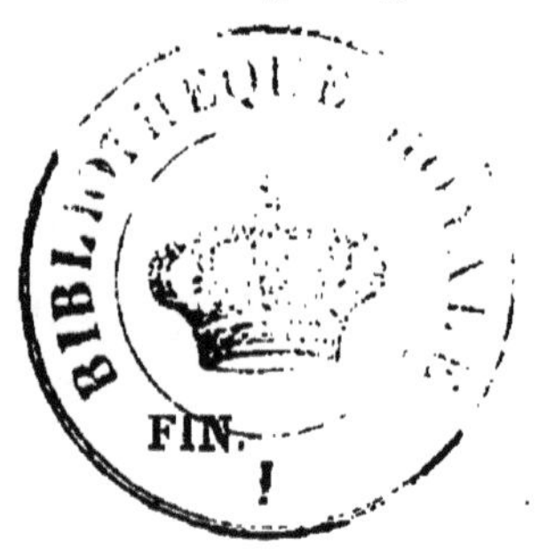

FIN.

TABLE.

EXPLICATION DES PLANCHES.

PLANCHE Ire.

N° 1. Follicules progressivement développés et traversés par des cheveux.

N° 2. Portion de tête qui était couverte entièrement par le favus, dont les tubercules étaient parvenus pour la plupart à la décrépitude, tandis que quelques-uns retenaient encore leur forme et leurs caractères primitifs.

N° 3. Agglomération de tubercules circulairement réunis et parvenus à une extrême sécheresse.

N° 4. Agglomération de tubercules faveux formant un bouton de ce que l'on a appelé *ring-worm*, ou teigne annulaire. Sur la partie droite est figurée l'espèce de ouate ou de *coton* qui couvre d'abord le favus confluent.

Ces croûtes faveuses ont été dessinées d'après nature sur deux têtes : les n°s 2 et 3 sur un enfant de cinq ans, les n°s 1 et 4 sur un enfant de sept ans.

PLANCHE II.

N° 1. Tubercules faveux progressivement développés jusqu'à la rupture.

N° 2. Place érithémateuse, d'où une croûte faveuse avait été précédemment enlevée, et sur laquelle se développaient de nouveaux follicules qui n'auraient pas tardé à s'unir, à se froisser de manière à former un tout semblable au n° 3.

N° 3. Agglomération de follicules formant le *ring-worm*, ou l'anneau.

N° 4. Bouton annulaire retourné de manière à laisser distinguer la base des follicules dont l'empreinte reste dans le corps réticulaire.

Ces dernières croûtes ont été dessinées d'après nature, non sur la tête, mais sur le corps d'une fille de cinq ans, afin que l'absence des cheveux laissât plus évidente la forme du favus.

Planche III.

N° 1. Aspect de la tonsure déterminée par le *squarus tondens* sur une fille de six ans.

N° 2. Teigne amiantacée, dans son état d'humidité.

N° 3. Teigne amiantacée sèche et ancienne.

Planche IV.

N° 1. Teigne furfuracée dans son état d'humidité.

N° 2. Teigne furfuracée dans son état de dessèchement.

N° 3. Teigne muqueuse dans son état ordinaire d'humidité.

N° 4. Teigne muqueuse commençant à devenir granulée.

Planche V.

N° 1. Teigne granulée dont les boutons sont sur le cuir chevelu.

N° 2. Teigne granulée dont les boutons ont été entraînés par l'alongement des cheveux.

N° 3. Crasse laiteuse.

N° 4. Crasse membraneuse ou diaphane.

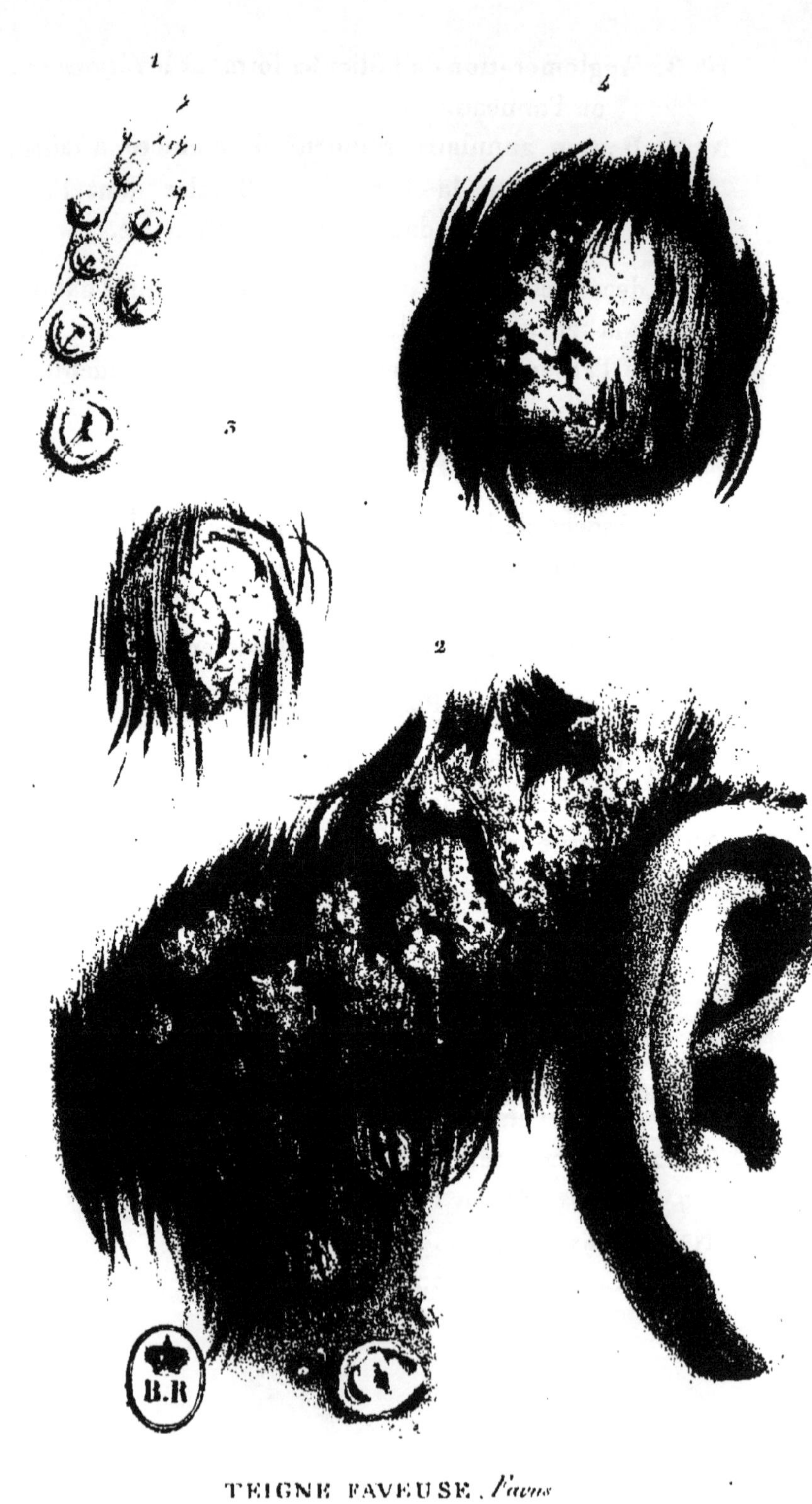

TEIGNE FAVEUSE. *Favus*

Lith. de Engelmann et Cie

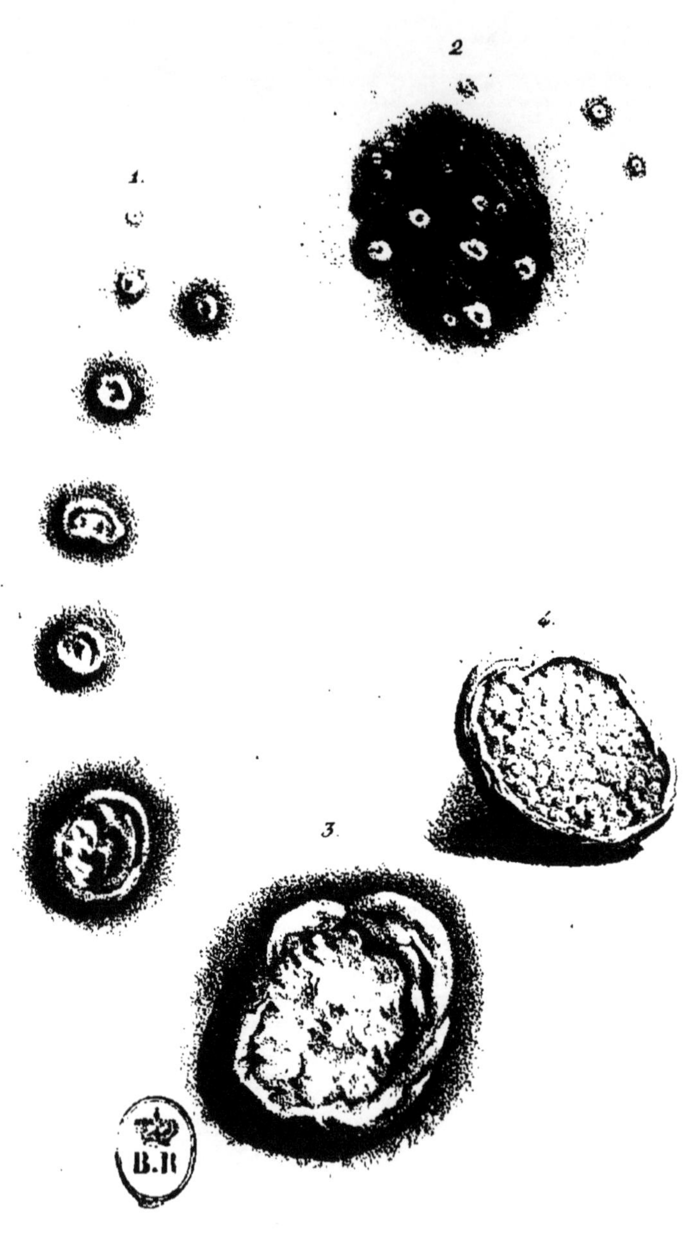

TEIGNE FAVEUSE. (*Favus.*)

Lith. de Engelmann et Cie.

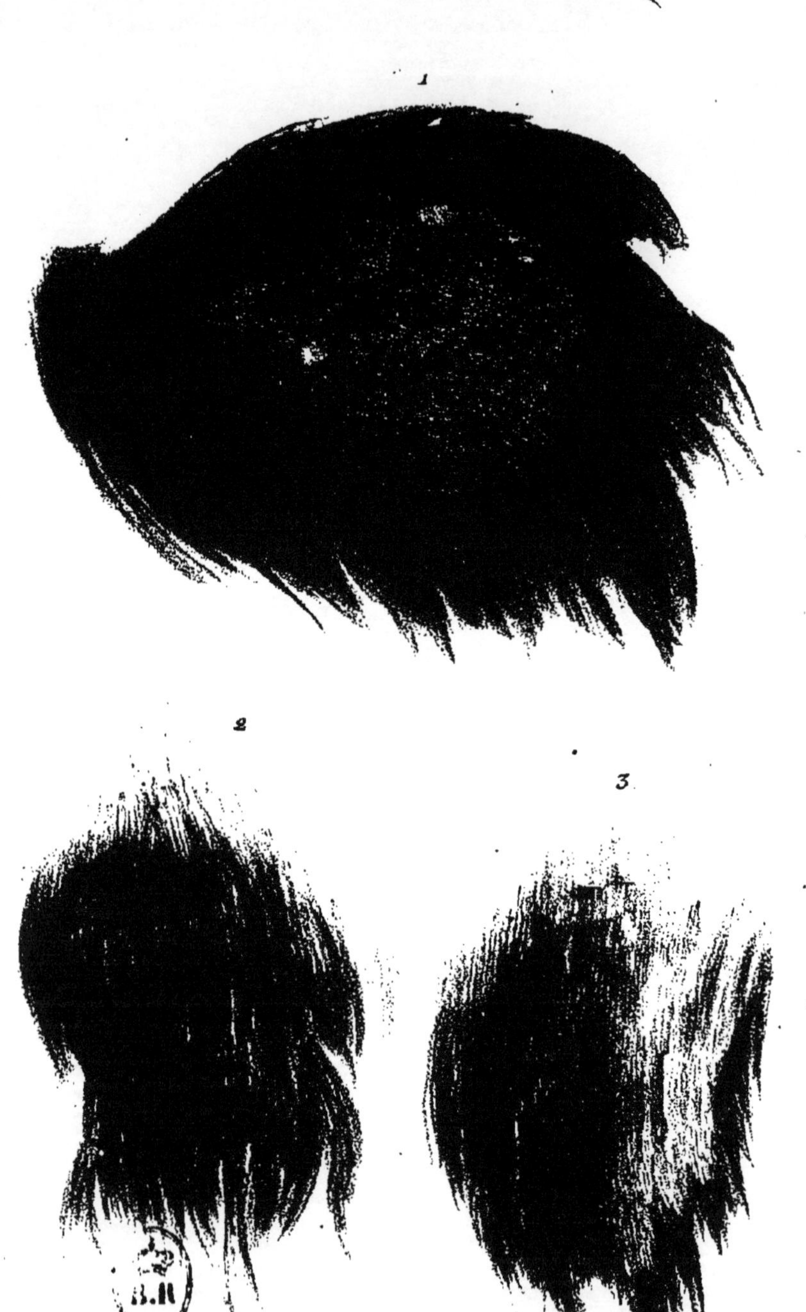

TEIGNE TONDANTE.

Squarus tondens

TEIGNE AMIANTACÉE.

Amiantus.

Lith. de [illegible] et Cie.

1

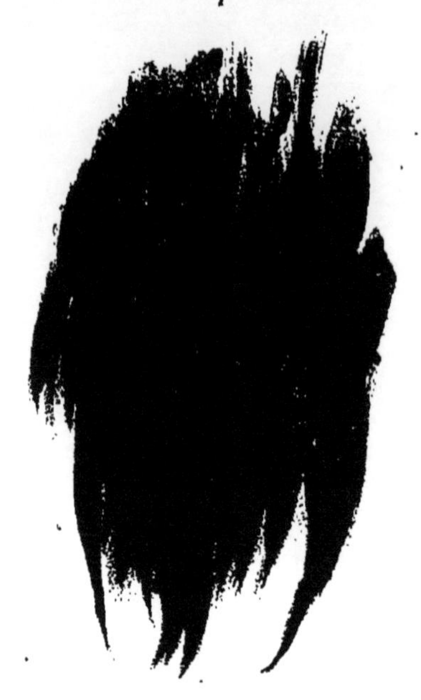

2

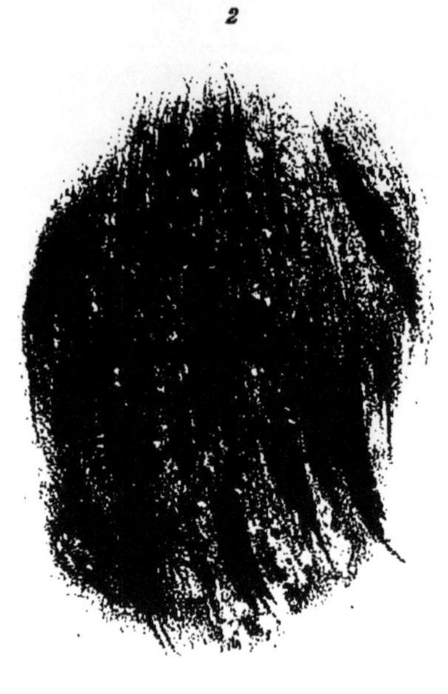

3

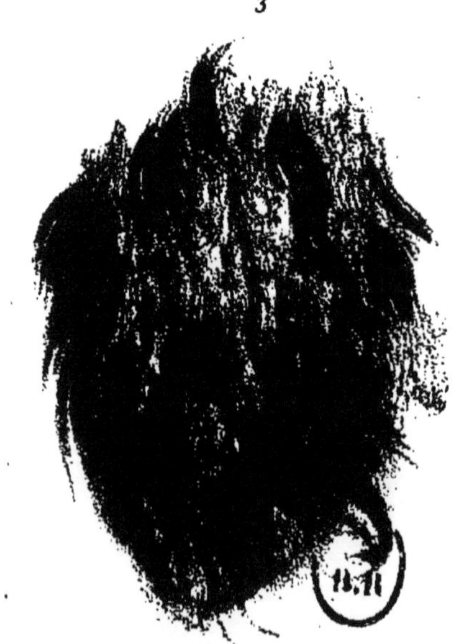

4

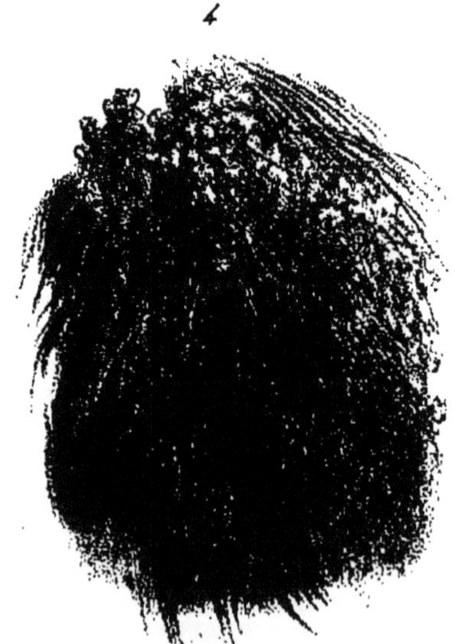

TEIGNE FURFURACÉE.

Achor furfuraceus

TEIGNE MUQUEUSE.

Achor mucifluus

Lith. de [illegible] et Cie

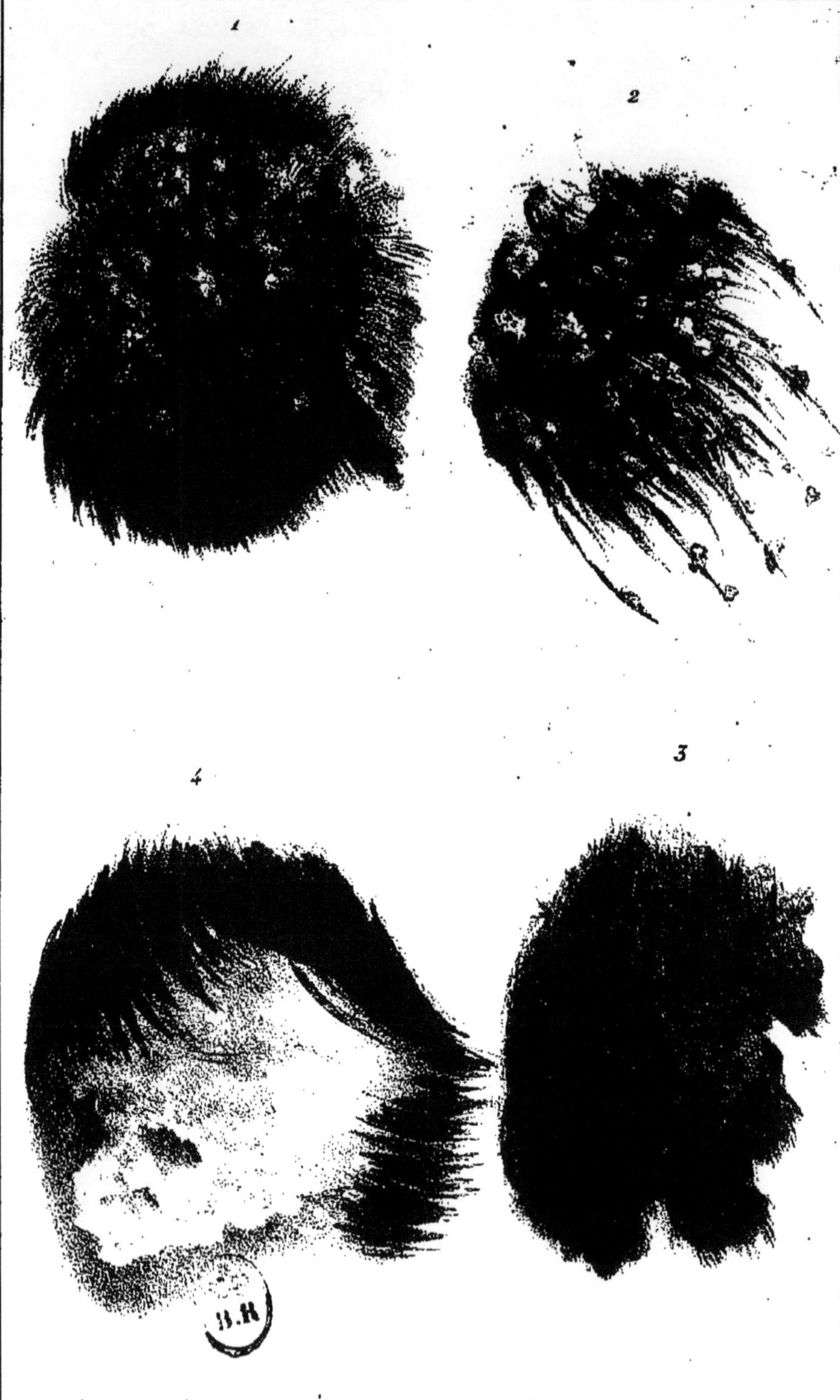

TEIGNE GRANULÉE

Achor granulatus.

CRASSE LAITEUSE, MEMBRANEUSE.

Porrigo lactuminosa membranacea

Lith. de Engelmann et Cie.

Nombre des Teigneux guéris chaque année par notre méthode, depuis 1807 *jusqu'à la fin de* 1828, *dans les hôpitaux civils de Paris.*

ANNÉES.	BUREAU central.	HOPITAL St.-Louis. (Externes.)	TOTAL des externes.	HOPITAL Saint-Louis (Internes.)	HOPITAL des enfans.	TOTAL des internes.
1807	488	247	735	37	151	188
1808	471	234	705	23	194	217
1809	435	236	671	38	146	184
1810	575	123	698	42	220	262
1811	642	*	642		220	220
1812	485	232	717	32	78	110
1813	447	168	615	33	204	237
1814	297	158	455	79	118	197
1815	288	252	540	52	100	152
1816	403	343	746	59	83	142
1817	484	448	932	53	143	196
1818	470	424	894	27	109	136
1819	594	476	1070	43	107	150
1820	848	592	1440	26	116	142
1821	662	511	1173	»	150	150
1822	718	580	1298	»	110	110
1823	805	569	1374	99	162	261
1824	793	497	1290	»	88	88
1825	836	498	1334	»	122	122
1826	838	540	1378	89	128	217
1827	922	555	1477	»	99	99
1828	932	586	1518	»	87	87
	13,433	8,269	21,702	732	2,935	3,667

RÉCAPITULATION.		
	Au Bureau central, externes. . .	13,433
	A l'Hôpital Saint-Louis, *id*. . . .	8,269
	Id., internes. . .	732
	A l'Hôpital des enfans, *id*. . . .	2,935
	TOTAL. . . .	25,369

* Le registre de l'année 1811 manque pour l'hôpital Saint-Louis.

Relevé du nombre des Teigneux qui n'ont pas été guéris pour le compte des hôpitaux de Paris.

Militaires traités au Val-de-Grâce		184
Hôpitaux	de Lyon	1,294
	de Rouen	4,038
	de Dieppe	1,686
	d'Elbeuf	800
	de Louviers*	101
Pratique particulière		6,247
	Total	14,350
Hôpitaux civils de Paris		25,369
	Total général	39,719

* Ce n'est que depuis quelques années que nous sommes chargés du traitement de la teigne dans les hôpitaux de ces dernières villes.

www.ingramcontent.com/pod-product-compliance
Ingram Content Group UK Ltd.
Pitfield, Milton Keynes, MK11 3LW, UK
UKHW020153250726
13967UKWH00003B/1027

9 782012 460126